常见疾病中医治疗与康复

◎ 主编 宫晓平 杨立兴 孙玉东 张选明

U0339758

上海交通大学出版社
SHANGHAI JIAO TONG UNIVERSITY PRESS

内容提要

本书涵盖了中医临床常见病证，以主症为中心，通过对主症及其他症状组合的辨别、分析，以探求其病机与证型，并阐述疾病的诊疗规律。内容重点讲解了各种疾病的概念、病因、病机、诊断、相关检查、鉴别诊断、辨证论治、转归预后、临证要点，并特别突出中医诊疗特色。本书适合各级医院中医专业及相关专业医务人员阅读。

图书在版编目（CIP）数据

常见疾病中医治疗与康复 / 宫晓平等主编. --上海 ：
上海交通大学出版社，2023.10
　　ISBN 978-7-313-27827-2

　　Ⅰ. ①常… Ⅱ. ①宫… Ⅲ. ①常见病－中医治疗法②
常见病－中医学－康复医学 Ⅳ. ①R24

　　中国版本图书馆CIP数据核字（2022）第254916号

常见疾病中医治疗与康复
CHANGJIAN JIBING ZHONGYI ZHILIAO YU KANGFU

主　　编：宫晓平　杨立兴　孙玉东　张选明

出版发行：上海交通大学出版社　　　　　　地　　址：上海市番禺路951号
邮政编码：200030　　　　　　　　　　　　电　　话：021-64071208
印　　制：广东虎彩云印刷有限公司
开　　本：710mm×1000mm 1/16　　　　　经　　销：全国新华书店
字　　数：200千字　　　　　　　　　　　　印　　张：11.5
版　　次：2023年10月第1版　　　　　　　插　　页：2
书　　号：ISBN 978-7-313-27827-2　　　　印　　次：2023年10月第1次印刷
定　　价：158.00元

版权所有 侵权必究
告读者：如发现本书有印装质量问题请与印刷厂质量科联系
联系电话：010-84721811

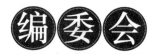

主　编

宫晓平（山东省乳山市中医院）

杨立兴（山东省临清市人民医院）

孙玉东（山东省安丘市人民医院）

张选明（新疆石河子大学医学院第一附属医院）

副主编

高乘成（山东省威海市中医院）

黄春轩（广东省普宁市流沙西街道社区卫生服务中心）

汤国军（湖北省鹤峰县中心医院）

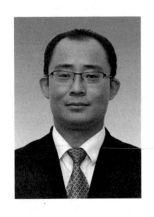

宫晓平

　　男，副主任医师。毕业于山东中医药大学中医专业，现就职于山东省威海市乳山市中医院康复医学科。任山东中医药学会内科专业委员会委员，山东中医药学会中医药传承工作委员会委员。擅长中医脑病的诊治。发表论文6篇，出版著作3部，获国家专利2项。

前　言

随着中国经济的发展和人们物质文化生活水平的提高,中国公民的健康观念发生了巨大的变化,人们追求更加天然、绿色、健康的生活方式,且这种追求体现在生活的各个方面。在医疗保健领域,现代医学技术日新月异的发展,给人们提供了更加先进、科学的医疗保健方法。而源远流长的祖国传统医学因其疗效显著、价格相对低廉、毒性反应轻而世代相传,且不断地发扬光大,广受人民群众的喜爱。中医学继承了历代医家的学术思想和临床经验,同时又汲取了现代中医在理论与实践方面的新成就、新进展、新技术,在诊疗难治性疾病、原因未明疾病、体质性疾病及身心性疾病方面越来越具有独特的优势。在医学模式向生物—社会—心理医学模式转化的今天,中医学蕴含着巨大的潜在优势,挖掘中医辨证思维方法优势并发扬光大,对于继承与发展中医学具有重要的意义。因此,我们组织一批具有丰富临床经验的中医专家,精心编写了这本《常见疾病中医治疗与康复》。

本书首先简单介绍了中医辨证基础,然后重点论述了肺系病证、脾胃系病证、气血津液病证,最后对常见疾病的康复治疗进行了拓展讲解。全书以主症为中心,通过对主症及其他症状组合的辨别、分析,以探求其病机与证型,并阐述疾病的诊疗规律;在辨别和比较不同症状组合的过程中,识别疾病现阶段的主要病机,随即做出诊断结论,并拟定相应的治则、处方,为获得满意的临床疗效提供可靠的保障。本书内容层次分明,条理清晰,将基础理论与临床辨证融会贯通,简明实用,对于提高临床诊治水平很有参考价值,适合各级医疗机构的中医临床医师参考阅读。

本书从酝酿筹备、制订大纲、写出样稿、完成初稿、统审定稿,历时数月。编者以高度的事业心、责任心及传承、求实、创新的精神编成本书。谨希望本书的出版,能对提高中医临床诊治水平、繁荣中医学术起到积极的作用。由于编者知识和经验的局限,书中可能存在不当之论,恳望广大中医同道提出宝贵意见和建议,我们将对其进行修订完善。

《常见疾病中医治疗与康复》编委会

2022 年 9 月

目　　录

第一章　中医辨证基础 ……………………………………………（1）

　第一节　辨证的基本要求 …………………………………………（1）

　第二节　辨证的一般原则 …………………………………………（8）

　第三节　辨证论治的步骤 …………………………………………（12）

　第四节　中医常用辨证纲要 ………………………………………（15）

第二章　肺系病证 …………………………………………………（44）

　第一节　喘证 ………………………………………………………（44）

　第二节　失音 ………………………………………………………（47）

　第三节　肺痨 ………………………………………………………（55）

　第四节　肺痈 ………………………………………………………（62）

　第五节　肺痿 ………………………………………………………（64）

第三章　脾胃系病证 ………………………………………………（72）

　第一节　嘈杂 ………………………………………………………（72）

　第二节　胃缓 ………………………………………………………（80）

　第三节　胃痛 ………………………………………………………（87）

　第四节　反胃 ………………………………………………………（96）

　第五节　噎膈 ………………………………………………………（103）

第四章　气血津液病证 ……………………………………………（109）

　第一节　肝著 ………………………………………………………（109）

第二节　肝癖 ……………………………………………………………（114）

第三节　臌胀 ……………………………………………………………（123）

第四节　疟疾 ……………………………………………………………（129）

第五章　常见疾病的康复治疗 ………………………………………（133）

第一节　脑卒中 …………………………………………………………（133）

第二节　颅脑损伤 ………………………………………………………（138）

第三节　脊髓损伤 ………………………………………………………（143）

第四节　帕金森病 ………………………………………………………（149）

第五节　面神经病损 ……………………………………………………（153）

第六节　周围神经病损 …………………………………………………（158）

第七节　脑性瘫痪 ………………………………………………………（162）

第八节　癫痫 ……………………………………………………………（168）

参考文献 …………………………………………………………………（177）

第一章

中医辨证基础

第一节　辨证的基本要求

一、全面分析病情

完整收集真实的"四诊"材料,参考现代物理和实验室检查,是全面分析病情,取得正确辨证结果的客观依据。片面的或不真实的"四诊"材料,往往是误诊、误治的原因。内科病证是复杂多变的,有时其临床显现的脉症,也不免有假象,有的假在脉象上,有的假在症状上,有的假在舌象上,故临诊时应仔细鉴别和辨识。如果四诊不全,便得不到全面、确切的资料,辨证分析就难准确,容易发生误诊。

中医学的整体观,是全面分析病情,指导内科临床辨证的重要思想方法。整体观在内科临床上的具体应用,可从人体本身与自然环境对人体疾病的影响两方面来说明。因为人体的形体、官窍和经络都与脏腑息息相关,内外相通,彼此联系,人体一旦发生疾病,不论局部和全身,都会出现病理反应。即局部的病可以影响全身,全身的病可以反映于某一局部;内部的病可以表现于外,外部的病也可传变入里;情志变化可以影响内脏功能,内脏的病变也可以引起情志活动的异常。所以临证时既要诊察局部,也要审察全身;既要诊察"神",也要审察"形",两者不可偏废。

证候的表现常受体质的影响,这也是运用整体观指导辨证时应重视的内容。因为每个患者的禀赋有虚实强弱之别、体质有阴阳寒热之分,因此虽患同一疾病,其临床表现则不尽相同,治疗用药亦当有所差别。如患者的年龄、性别、职业、工作条件等,与某些疾病的发生也有一定关系,辨证时均应注意。

自然界对人体疾病的影响,包括四时气候与地理环境,也是属于中医整体观的内容,在全面分析病情,进行临床辨证时,对这些条件必须给予重视。例如,春夏两季,气候偏温,阳气升发,人体腠理因而疏松开泄,对风寒表证,则不宜过用辛温发散之品,以免开泄太过,耗气伤阴;秋冬之季,气候偏冷,阴旺阳衰,人体腠理致密,阳气潜藏于内,若病非大热,就应慎用苦寒之品,以免伤阳。再如,对同样风寒表证之治疗,在北方严寒地区,辛温药量则可加重,而在南方温热地区,辛温药量就宜减轻,或改用轻淡宣泄之品。以上说明气候和地理环境与疾病的表现和治疗都有其一定的关系。

此外,由于中医学和西医学的理论体系不同,在临床上经常可以遇到一些经西医学检查诊断,并无阳性结果的疾病,这些疾病有的较为难治,而中医对此辨证论治,则常可收到良好疗效。也可看到一些经中医辨证论治认为治愈的病例,用西医学的化验检查时,则认为并未真正治愈的病例。对待这类病例,则应尊重客观,既要参考化验检查的结果,更应重视中医辨证的依据,扬长补短,尽可能地全面分析病情,使辨证更趋准确,治疗效果更好。

综上所述,整体观在内科临床辨证上的应用,实际上就是因人、因地、因时制宜。因人制宜,是指在辨证时,不宜孤立地只看到病证,还必须重视患者的整体和不同患者的特点。因时、因地制宜,是指诊治疾病时,不仅要重视人的特点,还要看到自然环境对人体疾病的影响。此外,对化验检查结果,也应参考。只有从整体观念出发,全面考察问题、分析问题,善于因人、因时、因地制宜,才能取得比较符合实际的辨证。

二、掌握病证的特点和变化

内科病证,都有各自的临床特点和变化规律,以便有别于他科病证。因此,在辨证时掌握不同类别病证的特点和变化,也是非常重要的环节。

中医内科病证,大体可分为外感疾病(包括伤寒和温病)和内伤杂病两大类,两者各有不同的病因、病机、临床证候及发展演变的特点。外感疾病主要根据六经、卫气营血和三焦来进行辨证论治;内伤杂病主要以脏腑、病因、病机来指导辨证论治。这样就将伤寒温病、内伤杂病的病因、发病、病机变化和临床特点进行详细而明确的区分。

(一)六经病证的特点和变化

六经病证,是指《伤寒论》中六经所属脏腑病机变化表现于临床的各种证候。它包括太阳、阳明、少阳、太阴、少阴、厥阴等,反映了伤寒6种不同的病位、病性、病机和病势归类及证候特点,并作为辨证的依据。凡寒邪在表,或者表邪入里化热,且属正盛邪实的太阳、阳明、少阳,均为阳证,治疗当以祛邪为主;凡病位入里,且属正虚抗病力减弱的太阴、少阴和厥阴均为阴证,治疗当以扶正为主。

伤寒的病因,以人体感受寒邪为主,以皮毛肌腠为入侵途径,循经脉由表入里,传至脏腑。其病机变化为六经及其所系脏腑受寒邪侵袭,由表入里,由阳转阴,故其临床特点,病初必见伤寒表证,寒邪入里化热,则转为里实热证。在伤寒日久不愈,正虚阳衰的情况下,则多传肝、脾、肾三脏,出现腹满自利、但欲寐、厥逆等一系列损阳伤正的病机反映。

由于六经各系一定的脏腑,故各经病证常会累及其所系的脏腑,反映出脏腑的证候。如太阳经受病之初,多表现为太阳经证。当表邪不解,影响到太阳腑的时候,就会出现蓄水证或蓄血证。当寒邪入里,又可因人体正气的强弱而有不同的变化。正气衰弱则病由实转虚,可出现累及心肾的少阴病;正气盛则病转实,而出现病在胃肠的阳明病。因此,六经病证实际上就是六经所系脏腑在病理条件下反映于临床的证候。

六经病证既然是脏腑经络病机变化的临床反映,因此一经的病证,常会涉及另一经,从而出现传变、合病和并病。一般认为,"传"是指病情随着一定的趋势发展;"变"是指病情在某些特殊条件下起着性质的转变。疾病的传变与否,常取决于两个主要因素:一为邪正消长的力量比较,一为治疗处理的得当与否。如自表而里,由阳而阴,这是一般邪胜正衰的传变规律;若在正胜邪退的情况下,则病势能由里达表,由阴出阳。

合病和并病,都是不能单独用一经的病证来归纳的复杂证候。凡2经或3经的证候同时在一个患者身上出现者,称为"合病"。《伤寒论》中有太阳阳明合病、太阳少阳合病、阳明少阳合病和三阳合病4种。凡一经的病证未罢,又出现另一经的证候者,称为"并病"。《伤寒论》中有太阳阳明并病和太阳少阳并病两种。

此外,还有因误治之后、正气太虚、病情恶化危重者,称为"坏病"。《伤寒论》中特别提出了"观其脉证,知犯何逆,随证治之"的论述,作为诊治"坏病"的原则。

(二)卫气营血病证的特点及其变化

卫气营血,是人体感受四时不同温热病邪所引起的多种急性温热病过程中4种阶段的总称。温病临床分类繁多,有以季节气候定名,有以四时主气定名,也有以发病或流行特点而定名。尽管临床分类众多,但就其病变性质而论,一般可归纳为温热和湿热两大类。温邪入侵人体的途径,系由口鼻而入,循卫气营血而分属于上、中、下三焦所属脏腑。其病机变化,主要由于温邪入侵卫、气、营、血后,最易化火灼伤津液,耗血动血,故其临床特点是化热最速,极易产生一系列火炽伤阴等病机反映,它包括卫分、气分、营分、血分4个不同阶段的证候。卫分是温病的初期阶段,病位主要在肺卫;气分为温病的中期,乃温邪由表入里,病情渐重,病位在肺、胃、脾、胆、肠,高热为其主症;营分乃温邪更为深入,致津液耗伤,病位主要是心与心包,为温病的较重阶段,身热夜甚,时有谵昏为其主症;温邪进入血分,其主症为高热出血,神志受扰,病位在心、肝、肾,属温病晚期的严重阶段。

卫、气、营、血证候的传变过程,一般多从卫分开始,按由卫-气-营-血的演变发展,称为"顺传"。它反映出病邪由表入里、由浅而深,病情由轻而重、由实而虚的传变过程。临床观察表明,这与西医学关于急性传染病的由前驱期-症状明显期-极期-衰竭期的演变程序是基本一致的。

由于患者体质强弱及其反应状态的不同,致病温邪类别有异,常可出现"逆传"的证候。所谓"逆传",是指邪入卫分后,不经过气分阶段,而直接深入营分和血分。实践证明,"逆传"是一种特殊临床类型,它和"顺传"过程中出现的营分、血分证候,在内脏病变的本质上无明显差异,临床脉证也基本相同,其主要区别在于传变过程的渐进性与暴发性的不同。

卫气营血证候的传变无固定形式,有初起不见卫分病证而径见气分或营分病证者;有卫分证未罢,又兼见气分证而致"卫气同病"者;也有气分证尚存,同时出现营分证或血分证者,称"气营两燔";更有严重者,邪热充斥表里,遍及内外,出现卫气营血同时累及的局面。不过卫气营血的证候传变,病在卫气,病情较浅较轻;病入营血,病情较深较重。不过其浅、深、轻、重的程度是相对的,所以临证时则应详细观察,避免贻误诊治。

(三)脏腑病证的特点及其变化

脏腑、经络、气血是中医学独特的生理系统,是构成人体的一个有密切联系的整体。病理情况下表现的脏腑病证,是致病因素导致的脏腑病机变化,反映于临床的不同证候。以脏腑辨证,始见于《黄帝内经》"风论""痹论""痿论"和"咳论"诸篇,以后《金匮要略》《备急千金要方》《中藏经》渐有发展,至钱乙《小儿药证直诀》的"五脏辨证"、张元素的《脏腑标本虚实寒热用药校释》问世后,相继有以脾胃立论的、以命门立说的、以专温肾和养阴等各学派的兴起,逐渐形成了用脏腑、寒热、虚实来分析疾病发生和演变的学术主张,充实和奠定了脏腑病证的理论基础,其辨证论治的规律性也逐步被认识和总结出来。中华人民共和国成立以来,通过广泛的临床、教学和科研实践,对脏腑病证的理论和证治研究,又有了一定的进展。从20世纪60年代始,全国中医药院校各版教材已将脏腑病证列为内科学的总论,被公认为指导中医内科临床的基本理论之一。

脏腑病证的范围较广,所以临床表现的证候极为复杂。就其病因而言,虽然多属内伤杂病的范畴,有时亦兼外感,或由外感演变而成。以内伤而论,既有七情、劳伤、起居饮食等不同,又有彼此的夹杂参合,故病机变化也较复杂。不过以脏腑病证分类,就能执简驭繁,纲举目张,从而认识疾病的本质。

从病因与脏腑病证的病机关系分析,由七情、劳伤致病的,必耗气伤阴,多先伤心、肝、肾三脏,在临床上多表现为抑郁不快、心烦不安、失眠梦遗、倦怠乏力、饮食减少、心悸气短等为特征的证候;由饮食失节致病的,或为食滞,或属湿热,或属虚寒,多先损伤脾胃,出现胃纳呆滞、脘腹痞满,或大便溏泄等为特征的证候;若起居无常,寒暖失调,则外邪易乘之而入,肺卫首当其冲,或感于肺,或为皮毛所受,即出现鼻塞咳嗽、恶风发热等为特征的表证。

由于脏腑之间有互为表里和五行生克的生理关系,所以在疾病演变过程中,反映出来的病机变化和证候,多具有一定规律和范围。如心之生理功能是主血脉和神志,小肠与心互为表里,因此在病理条件下,反映在临床上的证候,就离不开血脉运行障碍、情志思维活动异常和心移热于小肠的证候,其病证范围则以心悸、心痛、健忘、失眠、癫狂、昏迷、吐血、衄血、舌疮、梦遗、尿血等为常见;肝之生理功能是主疏泄和藏血,司全身筋骨关节之屈伸,胆与肝互为表里,在病理条件下,主要表现为情志异常、惊恐、血失所藏的证候,其病证范围则以卒中、眩晕、头痛、痉、痫、昏厥、积聚、吐血、衄血、惊恐、不寐、耳鸣、耳聋、疝气、麻木、颤证等为常见;脾胃的生理功能主要为主受纳和运化水谷,其病理表现则为水谷消化吸收的失调,其病证范围主要表现为泄泻、黄疸、胃脘痛、呕吐、呃逆、水肿、臌胀、痰饮、吐血、便血等;肺的生理功能为主气司呼吸,肺与大肠互为表里,故病理表现主要为气机出入升降的失常,其病证范围以感冒、咳嗽、哮喘、肺痈、肺痨、肺痿、肺胀、咳血、失音、胸痛等为常见;肾的主要生理功能为主藏精,为生殖发育之源,主水液以维持体内津液之平衡,与膀胱互为表里,在病理情况下,则反映为精气津液失调,其病证范围以消渴、痿、水肿、喘、尿血、淋浊、癃闭、小便失禁、遗精、阳痿、腰痛、耳鸣、耳聋等为常见。

由于脏腑的生理功能是与经络密切联系的,因此不少经络病证的证候,常常通过脏腑的病机变化反映出来,如肝经的主要见证为巅顶头痛、两胁痛、目赤、面青等,以五脏病机分析,则可概括为肝气化火和肝阳上亢的实证;如以经络病机分析,因肝之经脉布胁肋,连目系,下颊环喉,会于巅,故上述诸症之出现,均与经络循行部位有密切关系。因此,各种内科杂病,既是脏腑的不同证候,也包括经络病机变化反映在临床上的不同证候。

由于气血既是脏腑功能的反映,又是脏腑活动的产物,因此,人体病机变化无不涉及气血。因气血来源于脾胃,出入升降治节于肺,升发疏泄于肝,帅血贯脉而周行于心,统摄于脾,故脏腑一旦受病,就直接或间接地反映出气血的病机变化,出现不同气血的病证。

痰湿既是脏腑病机变化的产物,也是脏腑病证的临床表现,又是直接或间接的致病因素。痰为湿之变,湿则分为外湿和内湿。外湿系六淫之邪,多由体表肌肤侵入,浅则伤及皮肉筋脉,流注关节,深则可入脏腑,脾阳素虚者易从寒化,胃热之体易从热化;过用寒凉易于寒化,妄加温燥易于热化。内湿多因饮食不节,恣食酒醴、肥甘,损伤脾胃,运化失调,水失敷布,内聚为患,或为泄泻,或为肿满,或为饮邪,或为痰阻。此即《素问•至真要大论篇》所说"诸湿肿满,皆属于脾"的病机。

由此可见,脏腑的病证多与气血、痰湿的运行和代谢障碍密切相关,气血、痰湿的病理表现,又是脏腑病证的直接体现。

三、明析辨证与辨病的关系

病和证,都是人体阴阳平衡失调,出现了病机变化的临床反映。它不仅是概括一组症状的综合征,而且是反映内外致病因素作用于机体后,表现的不同特征、性质和病理转机。因此,病和证都是对人体在病理情况下,概括其病因、病位、病机、病性、病势,以及邪正消长,阴阳变化的临床综合诊断。

中医学的辨证论治,既讲辨证,也讲辨病。汉代张仲景的《伤寒论》是一部论述辨证论治的典籍。《金匮要略》则是论述辨病的专著,其中的卒中、疟疾、肺痈、消渴、肠痈等篇,开辨病论治之先河。

辨证与辨病是密切相关的。一方面,疾病的本质和属性,往往是通过"证"的形式表现于临床的,所以"证"是认识疾病的基础,辨"证"即能识"病";另一方面,"病"又是"证"的综合和全过程的临床反映,只有在辨"病"的基础上,才能对辨脉、辨证和论治等一系列问题,进行较全面的讨论和阐述。具体地说,"辨证"多属反映疾病全过程中某一阶段性的临床诊断;"辨病"则较多反映疾病全过程的综合诊断。不过"病"和"证"的区别,还不能简单地全部用疾病的"全程"和"阶段"来解释。因为古代不少的病,如黄疸、咳嗽、水肿等,现在看来乃属一种症状。

同样,一些古代的证,如痉、脱等,今日已逐渐发展成为单独的疾病。

"病"和"证"的关系,还表现在同一疾病可以出现不同的"证",不同的疾病也可以出现相同的"证"。前者称"同病异证",后者称"异病同证"。这里的"证",不是指病程阶段不同而出现不同的"证",主要是与致病病因和人的体质差异的结果。如感冒一病,有因风寒袭表和风热上犯的差异,而有风寒表证和风热表证的不同,同属风寒袭表,由于体质差异,又有表实证与表虚证之别。又如在痢疾、泄泻、淋证等不同病的某一阶段,均可出现"下焦湿热"的相同证候。在治疗处理上,前者"病"虽同而"证"不同,则治疗不同;后者"病"虽异,而"证"相同,故治疗相同。此即所谓"同病异治"和"异病同治"。

虽然"病"和"证"的关系如此密切,但在具体临床上还必须熟练掌握好辨证,才能更好地达到辨病的目的。古人为此创造了丰富多彩的辨证方法,如八纲辨证、六经辨证、卫气营血辨证,以及脏腑辨证、气血津液辨证、病因辨证等。它们都是从不同的角度和不同的高度,反映疾病共性的规律性认识,是从具体的疾病中概括和总结出来的,又反过来指导对疾病的辨证。

四、周密观察,验证诊断

收集四诊材料,全面分析病情,根据疾病的特点和变化,进行辨证和辨病,从而立法、选方、遣药,但辨证论治正确与否尚需用治疗效果来验证。若其辨证论治收到预期疗效,则表示辨证论治正确无误。临床上,由于受到认识水平和技术水平的限制,部分地或全部地修改原有的辨证结果和论治方法,也是常见的。因为一些疑难的或临床表现不典型的病例,往往需要经过深入和系统的动态观察,才能得到正确的辨证。如呕吐一证,既可起于外感,又可发于内伤,起于外感又有因寒因热的不同,发于内伤则有气滞和湿浊之别。不论外感内伤,呕吐乃胃气上逆所导致,而胃气上逆又不仅限于胃腑本身的病,有时也可由肝气横逆而引起,或肾气衰败而导致。这些鉴别和辨证,都必须进行全面、动态的观察,才能辨识出来。若初察患者之吐,非由外感引起,乃发于情绪不舒之后,又见胁痛胀满、吞酸嗳气、脉弦,先辨为肝气犯胃的呕吐,遣以疏肝和胃之方药,药后仅胁痛胀满、吞酸嗳气之症稍缓,而呕吐未平,且出现小便不利、面足水肿、脉转细弦而缓,追问病史,以往曾有反复水肿、腰痛头昏之候。按此详察分析,其吐虽与肝气不疏有关,但致吐之由乃是肾气衰败、浊邪上干所致,可改用疏肝益肾、化浊和胃之法。系统地进行动态观察,随证施治,不断验证辨证,这样才有可能得到符合临床实际的正确辨证。

此外,必须强调指出,对急症和重危病例,如卒中昏迷或急性中毒的患者,在四诊材料一时无法全面收集之前,则当及时提出应急的"急则治其标"的辨证和诊断,迅速采取有效的治疗措施,及早进行必要的处理,切不可只顾于辨证和诊断细节问题的纠缠,置患者于侧而不进行必要的抢救,以致贻误时机。

第二节　辨证的一般原则

辨证的过程,就是诊察、辨析和处理疾病的过程。这一过程中,医师要熟练掌握中医学的系统理论和诊疗方法,包括掌握和运用辨证的一般原则,才能辨证确切,处理得当。这些原则,概括起来就是分主次,辨真假,审标本,别虚实。

一、分清证的主次,注重主证转化

对于内科一个具体的病证,在诊疗时,应从其临床表现的复杂证候群中,首先辨明其主证,抓住其主证,这是辨证中的关键所在。判断主证,不能单从症状出现的多少和明显与否来决定,而是要侧重于病因、病机的分析比较,何种证能反映病机本质,对病情发展起关键作用,其即是主证。例如,某些黄疸患者,病情比较复杂,既有胁痛、抑郁等肝郁的见症,又有倦怠、纳呆、腹满、泄泻等脾虚症状,甚至还有其他见症。若按病机分析,抓住脾虚为其主证,治以调理脾胃为主,随证加减,往往可使各种症状好转。而另一些患者则表现为胁痛剧烈、眩晕、口苦、易怒、失眠,虽见其他一二兼证,但按病机分析,应以肝郁化火为主证,治以疏肝清热为主,就有可能收到预期效果。因此,辨明主证,抓住主证,即能抓住主要矛盾,就有助于确定主要和次要的治法方药。

同时必须注意,作为主证并不是始终不变的。在一定条件下,寒证可以转化为热证,热证可以转化为寒证;虚证可以转化为实证,实证可以转化为虚证。然而证的转化,是以一定因素作为条件的,包括体质、气候、饮食、情志、药物等各种因素。在密切观察证情变化中,医者尤应注意观察病证转化的条件,作为分析判断的参考。例如,一些肺痨患者,初期多表现为阴虚内热,或骨蒸潮热,烦躁失眠,干咳痰血等,经过一段较长时间养阴清热之后,一部分患者治愈或好转,一部分患者可转化为虚寒证,出现畏寒肢冷、气短自汗、便溏、阳痿等。这是由于病程过久,正气受损,阳气衰微,或因用药失当,过用寒凉,削伐元阳之气。这些因素都是导致主证转化的条件,必须充分注意观察,若主证一旦转化,就应及时采取相应的治疗措施。

在观察分析证的转化过程中,必须分清主次。有的是主证发生了根本的转化,有的则是非主证发生了转化,变成了主要矛盾。如溃疡病,症见胃脘隐痛、胀满不舒、嗳气吐清涎、喜按喜暖且得温而缓、便溏溲清、脉濡而缓,此乃脾胃虚寒之证,治宜温中散寒,但在治疗过程中,出现吐血、便血、胃腹胀痛加剧、脉转滞涩,此主证遂成寒凝血瘀,治当改以温阳祛瘀之法。又如素有饮证,风热外加,出现高热烦渴、脉洪大、喜冷饮,此乃气分高热为其主证,当以清热生津为法,挫其热势。但病后不久,热邪方退,由于风热引动饮邪,出现喘息不得卧、痰涎稀白而多、脉转沉,此乃宿饮诱发所致,治当改用肃肺涤饮之法。以上举例,说明在注意证的转化时,也要分清主次。

二、辨明寒热真假,抓住病证本质

在临床诊断过程中,典型证候较易认识,但不典型的证候也为数不少,有时一些症状还互相矛盾,甚至出现假象,最常见的就是寒热的真假,即所谓"真寒假热""真热假寒""阴盛格阳""阳盛格阴",由此而不容易明确病证的本质。在这种情况下,必须克服片面性和表面性,要从极其复杂的一组证候中,透过现象看本质,分清真假,辨明主次。要做到这一点,首先应抓住关键性证候,不要被假象所迷惑。有时假象很多,而反映本质的症状或体征只有一两个,但唯此才是主要的依据。一般说来,舌脉之象最具辨别寒热真假的参考价值。虚寒的脉象迟而无力,舌质淡嫩而湿润;实热的脉象数而有力,舌质干红而苔燥。但问诊也不可忽视,从四诊合参之中,寻找主要依据。例如寒证,口不渴而喜热饮,畏寒蜷卧,虽身热不欲去衣,舌淡白湿润,脉象重按无力,虽有其他假热的症状,只要抓住上述脉症,就可以判为寒证。其次,要全面分析各种因素,包括从体质、年龄、病史、病程、饮食、情志、服药史等去找线索,进行详细的比较,才能辨明其寒热的真假。现将寒热真假鉴别诊断列表1-1。

三、详审病证标本,掌握先后逆从

审察病证之标本,以定治法之先后逆从,这是辨证的重要内容。《素问·标本病传论篇》曾这样强调:"知标本者,万举万当,不知标本,是谓妄行。"所谓标,就是疾病表现于临床的标志和现象;所谓本,就是发生疾病的根本。疾病的标本不是固定不变的,它往往随具体疾病和具体患者各有不同。以病因而论,引起疾病发生的病因为本,所表现于外的各种临床征象是标;以病变部位而论,原发病变部位为本,继发病变部位是标;以症状本身而论,原发症状是本,继发症状是标;以病之新旧而论,旧病是本,新病是标。病证虽多,但总不离标本,一切复杂的证候,都可以分析出它的标本,即透过其现象分析其本质,从而确立正确的辨证和实施合理的治疗。

表 1-1　寒热真假鉴别诊断

鉴别要点	真寒假热,阴证似阳	真热假寒,阳证似阴
寒热	身虽热,但欲近衣	身寒,反不欲近衣
渴饮	口虽渴,但不欲饮,或喜热饮	口不甚渴,但喜冷饮
面色	面虽赤,但色嫩,见于两颧	面色虽晦,但目光有神
神态	虽烦躁,但形瘦神靡	虽神昏,但有谵语、躁动
红肿	身虽肿,但无红热	身虽无肿,但见红热
四肢	四肢虽热,但身前不热	四肢厥冷,但身前灼热
小便	小便虽利,但清而不浊	小便虽长,但浊而不清
大便	大便虽结,但少而不热	大便虽利,但量多而臭
脉象	脉虽大,但按之不实	脉虽沉,但按之有力
舌质	舌虽红,但润滑	舌虽淡,但少津
舌苔	苔虽厚,但色不黄	舌虽薄,但色多黄

　　病证的标本审明之后,治疗上的原则,先治其本或先治其标,不是千篇一律的,当视具体病情的轻重缓急而定。一般而论,在本病急、本病重的情况下,固然是先治其本,不过在标病急、标病重的情况下,则又须先治其标,或者标本同治。但是,由于标本是可逆的,是互相影响的,所以治标也可以达到治本效果,治本也可以达到治标效果。如临床治疗上的扶正以祛邪,治本即所以治标;祛邪而扶正,治标即所以治本。由此可知,病证之标本,本可以及标,标也可以及本,因而在治疗上,也可以本病治标,标病治本,就是这个道理。

　　审明标本,定出先后处理的原则之后,采用"逆治"或"从治"就不难掌握了。所谓"逆""从",即治疗上的正治与反治之法。"正治",即"逆治"之法,是采取与证候相反的药性来矫正其偏胜的临床表现,也就是一般所说的"寒者热之,热者寒之,虚者补之,实者泻之",以热治寒,以寒治热,以补对虚,以泻对实,证药完全相反的治法。而"反治",即"从治"之法,则是采取与证候(指某些假象)相同的药性来矫正其偏胜的临床表现,也就是我们一般所说的"寒因寒用,热因热用,通因通用,塞因塞用",以热治热,以寒治寒,以泻治通,以补治塞,证药完全相反的治法。如以呕吐一证为例,既可起于脾虚运化失权,也可因于食物中毒而发。前者脾虚是本,呕吐是标,当采用正治之法,以治其本,用补脾和胃之剂以止其呕吐;后者邪毒犯胃为本,呕吐是标,当采用反治之法,以治其本,用催吐、下泻之剂,使其再吐、再泻,以求其邪毒完全排出,达到止吐、止泻效果。这说明根据中医学的整体观,运用于临床,详审病证的标本,掌握治法的先后逆从,确能将理法方药统一起来,使辨证和治疗更能符合实际。

四、识别邪正虚实,合理施以补泻

辨邪正虚实,是对病邪和正气消长与病情发展演变关系的客观估价和分析,也是临床辨证的重要原则之一。它对于疾病的诊断是否正确,治疗处理是否得当,都有十分重要的意义。

"虚"是精气亏损而不足,"实"是邪气盛而有余,故虚是正虚,实是邪实。"实"是指致病因素、病理产物所导致的较为强烈的病理反应;"虚"是指人体防御能力、代偿能力或修复能力不足的病机情况。两者之间互相影响,不能截然分开。邪气盛则正气受到郁遏或损耗,导致正气亦虚,因而邪气愈盛则正气愈虚的情况较为常见。识别虚实,一般不外辨表里之虚实,阴阳之虚实,气血之虚实,脏腑之虚实。凡外感之病多有余,内伤之病多不足。不过常见的虚证中多夹有实,实中多兼有虚,临证时,应详细识别。

从邪正虚实的关系上看,正气的充沛,有赖于全身脏腑经络功能的正常运转,如肺气的肃降、心血的循行、肝气的条达、脾胃的运化、肾气的气化、经络的流通等,如果外邪内袭,破坏了这种运转功能,便出现病态。不解除这种破坏,便不能恢复脏腑经络的正常功能。张从正曾说:"邪未去,而不可言补,补之则适足以资寇。"因此对于正气受损的虚证,要特别注意有无实邪为患,如夹有实邪,单纯用补法,疗效往往不够理想。对这类患者的补泻,多主张"以通为补"或"通补兼施",达到"邪去则正自安"的效果。如部分心痛、心悸患者,虽然临床上表现为一派虚象,仍然要以祛瘀除痰为主治,适当配合补法,疗效更好。当然也有以虚证为主,需用扶正之补法者。如有些长期发热的心痛、心悸患者,多数先由痰瘀而致阴虚或阳虚,在适当时期,还须用养阴益气或扶阳之法,才能达到退热开痹止痛的效果;若仍以大剂祛瘀清热,攻伐寒凉之品,往往症虽减而复发,正气更虚而邪气更实。因此,只有辨清虚实,才能合理施以补泻,收到预期的治疗效果。

第三节 辨证论治的步骤

内科辨证论治的具体步骤,从临床实用出发,一般可归纳为诊察、议病、辨性、定位、求因、明本、立法、选方、遣药及医嘱10个方面。

一、诊察

诊察,就是四诊合参,审察内外,通过望、闻、问、切四诊对患者做周密观察和全面了解,既要了解患者的病史和临床表现,又要了解外在环境对疾病发生、发展的可能影响。将诊察所得,进行分析归纳,运用从外测内、见症推病、以常衡变的方法,来判断患者的病情,以此作为辨证立法、处方用药的依据。这是辨证论治的第一步,也是最重要的一个环节。

四诊资料是否搜集恰当,是否切合病情,与辨证准确与否有着密切关系。因此,在进行四诊时,不但要做到全面系统,还要做到重点突出,详而有要,简而不漏。既要防止无目的的望,不必要的闻,又要避免当问不问和应切未切等缺失,使四诊资料更好地为辨证提供必要依据。

二、议病

议病即辨明病证,包括辨清疾病类别在内。临床上有显著特征的疾病,一般较易辨识,但对于某些复杂疾病,必须通过对病因、病机的深入分析,周密鉴别,甚至通过试探性、诊断性治疗,方能最终识别与确定病证。

三、辨性

辨性,即是辨别病证的性质。疾病的发生,根本在于邪正斗争引起的阴阳失调,故病性无非阴阳的偏盛偏衰,阳盛则热,阴盛则寒,故病性具体表现在寒热属性上。而虚实是邪正消长盛衰的反映,也是构成病变性质的一个重要方面。寒热虚实是一切病变中最基本的性质,各种疾病均不离于此。由于基本病变是虚实寒热,所以治疗的总原则,就是补虚、泻实、清热、温寒。辨清病变性质的目的,在于对病证有一个基本的认识,治疗上有一个总的原则,故辨识病证性质是辨证中的一项重要内容。

四、定位

定位,指判定病变部位。定位是辨证论治中至关重要的问题。因为病位不同,病证性质随之不同,治疗措施也就不同。定位一般包括表里定位,多用于外感疾病;脏腑、经络定位,多用于杂病;气血定位,通常杂病要分气分病、血分病,温病要辨清卫、气、营、血与三焦。这些定位方法或简或繁,各有其适用范围,有时需结合应用。其中的脏腑定位,不单广泛应用于杂病,也常应用于外感疾病,脏腑定位涉及的病变范围较广,定位也比较具体。现代中医学家方药中在其所著的《辨证论治研究七讲》一书中,将有关脏腑辨证的内容,结合其临床实践加以归纳,提出了从7个方面进行脏腑定位的方法:①根据脏腑归属部位及所属经络循行部位,从临床表现特点进行定位;②根据各脏腑功能特点进行定位。③根据各脏腑在体征上的特点进行定位;④根据各脏腑与季节气候的特殊联系进行定位;⑤根据各脏腑与病因方面的关系和影响来进行定位;⑥根据各脏腑与体型、体质、年龄、性别的关系和影响进行定位;⑦根据发病时间及临床治疗经过上的特点进行定位。这7个方面是相互联系的,临证时必须四诊合参,综合分析,才可能使定位符合实际。

五、求因

求因就是审证求因,它是辨证的进一步深化,是根据患者一系列具体证候,包括对患者症状、体征的四诊所得和某些化验检查结果,加以综合分析,求得疾病的症结所在,为临床治疗提供确切依据。这里所求的"因",其涵义有广义和狭义两个方面。广义之"因",包括对病因、病机和病情进行全面的分析和了解,也就是从临床一系列具体征象中,分析确定其病因是什么,病在何经何脏,其病机和发展演变如何,务使其分析所得的辨证、辨病,能切合病情的实际。狭义之"因",乃是根据患者的临床表现,辨明其具体病因,掌握病因,针对病因,从根本上治疗疾病。临证时不仅要明确广义的"因",而且要明确具体的"因",这样才能达到真正审证求因的目的。

六、明本

"治病求本"是诊治疾病的根本原则,无论是针对病因治疗或是针对病机治疗都必须遵循这一原则。而这里所说的"明本",是指在分析发病的病理机转中,根据疾病的发生、发展、变化的全过程,来探求哪一个脏腑或哪一种病机变化在其中起主导作用,为治病求本提供先决条件。例如,患者在剧烈吐泻或慢性腹泻后,出现拘急痉挛,谓之土虚木乘,则脾虚为本,肝风为标,当以实脾为主,佐以平肝解痉。又如在温病过程中发生肝风内动,或热极生风者,应凉肝息风,通过凉泻肝热而平息肝风;若系肾阴受损,不能涵养肝木,又宜滋阴息风,通过滋肾养肝而平息其风。两者均以风为标,但前者以热盛为本,而后者以阴虚为本。"明本"是针对病机而"求因"的具体化,它使病机的主次以及因果关系得到明确,是确定治法的可靠依据。

七、立法

立法,就是确立治疗方法,它是根据辨证的结果而确立的。每一种证候都有相应的治法,如肝火犯肺的咳嗽,采用清肝肃肺的治法;脾虚痰湿的咳嗽,采用健脾化痰的治法。治则是对疾病提出治疗处理的原则,而治法乃是针对具体病证实施的治疗方法。治则指导治法,治法体现治则,这便是两者的辩证关系。

八、选方

选方是依据所确立的治法而选用适当的方剂。方剂是针对证候、治法而设,具有固定的组成配伍,有其一定的适用范围。因此,要选择好恰当的方剂,必须熟悉方剂的组成、方义和药物配伍关系及其适用范围。

方剂是前人临床经验的总结,是历代医家在有关学术理论指导下,和对某些病证认识的基础上所创制的。我们应该重视、继承、运用它,并在前人的基础上不断发展和创新。刘完素《素问病机气宜保命集·本草论第九》:"用方不对病,非方也;剂不瘳疾,非剂也"。因此,临床上要防止杂药凑合,有法无方的弊病。当然,也有不拘成方,随证遣药,而法度井然者。在临床实践中,两者都必须不断总结和提高。

九、遣药

遣药是在选定方剂的基础上,随证加减药物。由于病证的复杂多变,很难有一定的成方与具体病情完全吻合。所以,应根据病证的兼夹情况和照顾疾病的次要矛盾适当加减药物。这是对方剂的灵活应用,使之更能贴切病情。

十、医嘱

医嘱主要包括服药注意事项和将息调养事宜。如某些药物的先煎后下、药物的具体服法、饮食宜忌,以及情志劳逸、房事调摄等,以便消除不利于康复的因素,使治疗更好发挥作用,促使疾病早日痊愈。

以上诊察、议病、辨性、定位、求因、明本 6 个方面的内容,属于辨证的范围,是辨证论治中的"理";立法、选方、遣药与医嘱,则是论治的具体体现。这样,便构成了辨证论治的理法方药的统一,只是为了叙述方便和利于学习、掌握,才分为 10 个具体的步骤和方面,在临床应用时,并不是绝对按这样的顺序,有时相互并用或结合运用。例如,诊察是搜集临床资料的阶段,是辨证论治的前提,但在诊察过程中,实际已涉及议病、辨性、定位、求因、明本,彼此之间又有着紧密不可分割的联系。所以,在临床上不必拘泥于这种格式和先后次序,可以根据具体病情和自己的熟练程度,灵活运用。

第四节　中医常用辨证纲要

中医在长期的医疗实践中,总结了一套系统的、反复验证、行之有效的辨证方法和要领,它主要包括八纲辨证、六经辨证、卫气营血辨证和脏腑辨证等。这些辨证方法各具特点,互相联系,在临床上常参合运用,现简介如下。

一、八纲辨证

八纲辨证,是从表里、寒热、虚实、阴阳相对应的 8 个方面去认识、分析和归纳病证的辨证方法。运用这种方法,就能对疾病过程中所表现的复杂临床现象加以概括,使之条理化、规律化。八纲之中,阴阳是总纲,用以概括其他六纲。表、热、实属阳;里、寒、虚属阴。

(一)表里

表里是辨别病变部位深浅的纲目。一般而论,表是指人体表浅的部分,是外感疾病初起阶段的病位概念,古人每用"皮毛""肌表""太阳""卫分"等术语加以表述;里是指人体较深的部位,是一切疾病病位较深的概念,多指已直接影响到脏腑、气血、阴阳等功能的病证。表证为六淫、疠气等外邪从外侵袭肌表,病变部位较浅,病情也较轻;里证则为外邪入里或因七情内伤、饮食劳逸等,病从里发,病变部位较深,病情也多较重。

1.表证

多见于外感疾病的早期阶段。

主症:恶寒、发热同时并见,头身疼痛,鼻塞流涕,脉浮,苔薄白。

病机:邪袭卫表,卫表功能失常。

分型:由于邪气性质不同,人体正气差异,表证有表寒、表热、表虚、表实之分,其主要鉴别如表 1-2 所示。

表 1-2 表证鉴别

证别	症状	舌脉
表寒	恶寒重,发热轻,无汗,头痛,项背强痛	苔薄白,脉浮
表热	恶寒轻,发热重,多有汗,头痛,口渴	舌尖红,脉浮数
表虚	汗出,恶风	舌淡,脉浮缓有力
表实	无汗,恶寒	苔薄白,脉浮有力

治法:解表发汗为表证主要治法。因寒热虚实不同,表寒用辛温解表法;表热用辛凉解表法;表虚则不可多汗;表实则可用辛温解表发汗作用较强的方药。另外,对于年老体弱或素有痰饮内伏、阴血亏虚而有表证者,则应分别在解表时兼用扶正、涤饮、滋阴等法。

2.里证

里证分两类,一种多见于外感疾病发展过程中,表证已解,邪气传里,累及脏腑;另一种由内伤所起,病发于里者均属里证。里证的临床表现是多种多样的,不仅有寒热虚实之分,而且因所病脏腑的不同而有异。

主症:壮热或潮热,烦躁口渴,便秘腹痛或呕吐泄泻,神昏谵语,脉沉,苔黄或黑等(此仅指外感疾病由表入里的常见主症)。

病机:外邪由表入里,内伤病发于里,脏腑气血阴阳失调。

分型:里证不仅有寒热虚实之分,而且交错出现,极为复杂。现仅就里寒、里热、里虚、里实诸证鉴别如表 1-3 所示。

治法:里证复杂,涉及面广,或清或温,或攻或补,须临证具体掌握。

表 1-3 里证鉴别

证别	症状	舌脉
里寒	肢冷不渴,恶寒喜热,腹痛便溏,尿清长	苔白滑,脉沉迟
里热	壮热口渴,目赤唇红,烦热不宁,尿黄赤	舌红苔黄,脉沉数
里虚	气弱懒言,食减倦怠,头昏心悸	舌胖苔白,脉沉弱
里实	壮热气粗,谵语神昏,大便秘结	苔老黄

3.半表半里证

既不在表,也不在里,而介于表里之间的属半表半里证。主症为往来寒热,胸胁苦满,心烦喜呕,口苦咽干,目眩,脉弦等。治以和解表里,多选用小柴胡汤加减。

4.表里同病

临床表现既有表证又有里证时,则为表里同病。表里同病分两种情况,一类是表证未罢而里证已现;一类是旧病未愈而又有新感。属前一类的如柴葛解肌汤证,属后一类的如小青龙汤证等。在治法上,前一类多用表里同治之法,后一类则多取先表后里之法。

(二)寒热

寒热是辨别病证属性的纲目。辨明寒热是指导临床用寒凉药或温热药的依据。辨寒热主要是根据患者口渴与否,二便情况,四肢冷热,舌质舌苔及脉象等方面进行识别。

1.寒证

导致寒证的原因有二:一是寒邪侵袭,阴胜则寒(实寒);二是阳气衰退,阳虚则寒(虚寒)。

主症:怕冷,四肢不温,口不渴或喜热饮,尿清长,大便溏,舌质淡、苔白,脉沉细等。

病机:阴寒入侵,阳气受损;阳气不足,寒自内生。

分型:寒证有实寒与虚寒之分。实寒证多系寒邪盛而正气未衰,虚寒证则为正气不足。实寒证以寒为主,如见四肢厥冷,腹部冷痛,肢节痹痛,脉沉弦或沉迟有力,然虚象不甚明显;虚寒证以虚为主,如见乏力、食少、口淡、便稀,脉微细或沉弱无力,兼有一定寒象。

治法:虚寒证以"寒者热之"的温法为主,可针对不同病情,或用辛温,或用甘温,或用温补。实寒证则又当采用温通法。

2.热证

导致热证的原因有二:或为邪热入侵,阳胜则热;或因素有阴虚,阴虚则热。

主症:发热面红,渴喜冷饮,烦躁不安,尿少便结,脉洪大而数,舌红苔黄。

病机:邪热内扰或虚热内生。

分型:热证也有虚实之别。实热可见高热烦渴,谵语或狂,声音粗壮,舌红苔黄,脉滑数或沉实。虚热多属低热或潮热,虚烦不寐,消瘦盗汗,舌淡红少苔或舌绛无苔,脉细数无力。

治法:热证以"热者寒之"的清法为主,可针对不同病情,实热多用苦寒清热法,虚热多用养阴清热法。

现将寒证和热证在临床四诊的鉴别要点比较如表1-4所示。

表1-4　寒证、热证四诊鉴别比较

四诊	寒证	热证
望	喜缩足蜷卧,沉静,面色苍白,目清,唇淡白或青紫、爪甲青紫,舌苔白滑而湿润,舌淡胖嫩,痰多稀白	喜伸足仰卧,身轻易转,烦躁不安,目赤,唇干或红,爪甲红紫,舌苔粗糙而黄或生芒刺或干黑,舌质坚敛苍老,痰多黄稠
闻	静而少言声低	烦而多言声高
问	不渴或喜热饮、唾液多、小便清长、大便溏泄	口渴或喜冷饮、唾液少、小便短赤、大便秘结
切	脉沉细、迟缓无力,手足厥冷	脉浮洪数有力,手足温暖

3.寒热错杂

寒热错杂是指临床上寒热交错并见的证候。其有表寒里热、表热里寒和上寒下热、上热下寒等的不同。表寒里热和表热里寒,属表里同病的寒热错杂;上寒下热或上热下寒,则属于里证寒热并见的寒热错杂。临证时应辨明寒热的在表在里、在上在下,以及寒热的孰多孰少,才能拟出切合病情的理法方药。

(三)虚实

虚实是辨别正气强弱和邪气盛衰的纲目,决定治疗用攻用补的依据,对指导临床治疗有很重要的意义。虚实辨证的关键,主要在于辨患者的体质、病程、脉象、舌象等方面。一般体强多实,体弱多虚;新病多实,旧病多虚;脉有力多实,无力多虚;舌质坚敛苍老者多实,淡润胖嫩者多虚。

1.虚证

多见于先天不足,禀赋亏虚;后天失养,脾胃虚弱;过度劳累,身心疲惫;病后体弱,正虚待复;年迈之体,形神不支等。

主症:面色不华,精神萎靡,气弱懒言,心悸气短,食少便溏,自汗盗汗,舌淡嫩,脉无力。

病机:精气夺则虚。正气不足为主,邪气不明显。

分型:阴虚、阳虚、气虚、血虚、脏虚、腑虚等不同。

治法:分别用补阴、补阳、补气、补血和调补脏腑等法。

2.实证

见于邪气入侵或病理产物积聚而正气未虚者,发病多较急骤,病势多呈亢盛。

主症:可见高热,口渴,烦躁,谵语,便秘腹痛而满,舌质苍老,苔黄干燥,脉有力。

病机:邪气盛则实。邪气亢盛为主,正虚不明显。

分型:实证因有六淫、疠气侵犯,七情所伤,水湿、痰饮、瘀血、积食、结石等病理产物积聚等不同,故同为实证,证型各异。

治法:主要以祛邪法治之,针对实证病因与证型,治法各有不同。

3.虚实

正虚与邪实并存,关键在于辨虚实的孰多孰少。凡"甚实甚虚者治其虚,微虚微实者治其实";病有"二虚一实,治虚为主,兼治其实";病有"二实一虚,治实为主,兼治其虚"。以上论述,可作为决定攻补的主次及轻重的参考。

(四)阴阳

阴阳是八纲辨证的总纲。阴阳辨证在临床辨证诊断上的重要意义,正如《黄帝内经》所说:"善诊者,察色按脉,先别阴阳。"张景岳所谓:"医道虽繁,可以一言以蔽之,曰阴阳而已。"首先把病证的阴阳辨别清楚,就为进一步辨证与治疗,指明了方向。

1.阴阳转化

疾病在发生、发展和治疗过程中,不是一成不变的,可因治疗的正确及时,以及正气的恢复,病情逐渐好转;也可因失治、误治或邪盛而正衰,病情逐渐加重。同一病证在不同的阶段,可表现为不同性质的证候,这就产生了阴阳的转化。例如,温热病的气分阶段,邪热炽盛,本为阳证。但若出现厥逆气脱等症,则是已转化为正气被夺之阴证。这就说明疾病在一定情况下,可发生本质的变化。一般说来阳证转阴是病情加重,阴证转阳是病情减轻;表证入里是病情加重,里证出表是病情减轻;热证转寒表示正气衰,寒证转热表示邪气盛;虚转实是病退,实转虚为病进。临证必须随时抓住病情的阴阳转化,正确及时地进行治疗处理。

2.亡阴、亡阳

亡阴、亡阳是疾病发展的严重阶段,它是指机体阳气或阴气受到严重损伤的证候。亡阴、亡阳多继发于某些疾病后期阶段,也有因故而猝然发生的。导致亡阴、亡阳的原因,主要有两方面:一是病情的发展或突变;二是治疗的错误,如过用或误用汗法,可导致亡阴、亡阳。在治疗上则有回阳救逆与救阴生津等法。亡阴、亡阳临床鉴别要点见表1-5。

八纲中的表里、寒热、虚实都是可变的,依一定条件而转化。且临床常见证候很少是单纯的,多是表里、寒热、虚实交织在一起。在辨证过程中,不仅要掌握八纲的每一方面,还需要掌握其相互之间关系,否则难以辨证准确。

表 1-5 亡阴、亡阳临床鉴别要点

证候	寒热	汗	口渴	舌	脉	病机
亡阴	身热,手足温	汗多而黏热,味咸	渴喜冷饮	红干	数而无力	阴气将绝
亡阳	身寒,手足冷	汗多而凉冷	口不渴	白润	脉微欲绝	阳气欲绝

二、六经辨证

六经辨证是用来概括外感热病发展过程中 6 个阶段的变化,把复杂的临床表现归纳为 6 类不同性质的病证,成为外感热病辨证论治的纲领,分为太阳病、阳明病、少阳病、太阴病、少阴病,厥阴病 6 类。

(一)太阳病

太阳病是外感病的初期阶段。太阳为六经之"藩篱",外邪入侵,太阳首当其冲。因病邪强弱和体质虚实不同。太阳病一般分为经证和腑证。

主症:头项强痛,恶寒发热,肢体疼痛,脉浮等。

病机:寒袭肌表,营卫失和。

证治如下。

1.经证

为寒邪外袭,卫阳被束,分卒中、伤寒两证。

中风证:发热恶风,汗出,头痛项强,脉浮缓,亦称表虚证。治宜解肌发表,以桂枝汤为主方。

伤寒证:恶寒发热,头项强痛,肢节疼痛,无汗而喘,脉浮紧,又称表实证。治宜辛温解表,以麻黄汤为主方。

2.腑证

经证不解,内传膀胱,邪入气分则为蓄水证,邪入血分则为蓄血证。

蓄水证:发热恶风,小便不利,消渴或渴欲饮水,水入即吐,脉浮。治宜解表利水,以五苓散为主方。

蓄血证:少腹硬满,小便自利,时或如狂。治宜攻逐瘀血,以桃核承气汤为主方。

(二)阳明病

阳明病是外感病过程中,邪热炽盛的极期阶段。按其证候的性质和部位来说属于邪热入里,表现为胃肠的里实热证。邪热虽盛,肠中无燥屎阻结的称为经证;邪热内传与肠中糟粕相结而成燥屎的,谓之腑证。

主症:身热、汗出、烦渴、便秘、不恶寒反恶热、脉实大。

病机:邪热阻结胃肠。

证治如下。

1.阳明经证

高热汗出,烦渴引饮,不恶寒反恶热,舌苔黄燥,脉洪大而数。治宜清热生津,以白虎汤为主方。

2.阳明腑证

潮热汗出,腹部胀满疼痛,大便秘结,神昏谵语,脉沉实。治宜苦寒泻下,以承气汤为主方。

(三)少阳病

少阳病的病邪既不在表,又不在里,而在表里之间,既可由本经起病,也可由他经传变而来,故亦称半表半里证。

主症:往来寒热,胸胁苦满,心烦喜呕,默默不欲饮食,口苦,咽干,目眩等。

病机:邪结少阳,正邪相争,相持不下,气机不畅,升降不利。

证治:如单纯少阳证,则以和解表里为主,不可用汗、吐、下、利法。如太阳少阳合病,即兼头痛身痛、汗出等,治当和解透表法,用柴胡桂枝汤为主方;如少阳阳明合病,即主症兼见腹脘胀满、心下痞硬、便秘,治当和解攻里法,用大柴胡汤为主方。

(四)太阴病

太阴病多由三阳传变而来,也可由于风寒之邪直接侵袭,损伤脾阳而起。太阴病为邪入于阴的早期阶段,其临床主要表现为脾胃虚寒的证候。

主症:腹满而吐,食不下,自利,时腹自痛,脉象缓弱等。

病机:脾弱不振,运化失权。

证治:单纯的太阴证,治当温中散寒,用理中汤为主方。临床上亦可见到太阴兼表或表未解之太阴病,此时如里不急,则先应解表,或表里兼治。

(五)少阴病

少阴包括心肾二经。病情发展到少阴,多属后期的危重阶段。少阴病可由他经传来,也可直中发病,为心肾虚弱的严重证候。

主症:但欲寐,脉微细。

病机:心肾两虚,阴寒内盛。

证治如下。

(1)少阴虚寒证:神倦欲睡,畏寒,手足逆冷,或下利清谷,小便清长,脉微细。

治宜回阳救逆,以四逆汤为主方。

(2)少阴水肿证:全身水肿,或四肢沉重疼痛,小便不利,畏寒肢冷,神疲欲睡,或见腹痛,脉微细。治宜温阳行水,用真武汤为主方。

(3)少阴虚热证:此为少阴病变。症见心烦,失眠咽干,口渴,舌红而干,脉细数无力。治宜滋阴清热,用黄连阿胶汤为主方。

(六)厥阴病

厥阴病属于伤寒后期,病较复杂,常呈寒热互见、阴阳错杂的证候。

主症:消渴,气上冲心,心中疼热,饥不欲食,食则吐蛔。

病机:证属上热下寒,寒热错杂,气机逆乱,水谷失运。

证治:一般厥阴证的治疗为温清并用,以乌梅丸为主方。厥阴也有单纯性寒证或热证,分述如下。

1.厥阴寒证

手足厥冷,头顶冷痛,干呕吐涎沫,脉细欲绝。治宜温经散寒、活血通脉,用当归四逆加吴茱萸生姜汤为主方。

2.厥阴热证

热利,里急后重,口渴,脉数。治宜清热利湿,用白头翁汤为主方。

三、卫气营血辨证

卫气营血乃是概括温热病4个不同临床阶段的不同证候,以此反映温热病在病程发展过程中病位的深浅、病情的轻重、病势的进退的规律性,为温热病的辨证论治提供依据。

(一)卫分证

卫分是指身体的表浅部分,是人体的最外层,其主要功能为抗御外邪的入侵。一般温热邪毒首先侵袭卫分,故卫分证是温热病的初期阶段。

主症:发热恶寒,口微渴,咳嗽,舌苔薄白,舌尖边红,脉浮或浮数。

病机:温邪袭表,肺卫失宣。

证治如下。

1.风温卫分证

脉症如上,治当辛凉解表,常用银翘散加减。

2.暑温卫分证

主症为发热恶寒,头痛无汗,身重脘闷,舌质稍红,苔白腻,脉濡数。治当解表清暑,常用新加香薷饮加减。

3.湿温卫分证

主症为恶寒发热,无汗或微汗,头胀重,身重而痛,面色黄淡,胸闷不饥,舌苔白腻,脉濡缓。治当解表化湿,常用三仁汤加减。

4.秋燥卫分证

主症为发热恶寒,头痛无汗,咽干唇燥,鼻干,干咳,舌苔薄白而干,脉浮细。治分凉燥与温燥两种。凉燥宜散寒解表,宣肺润燥,常用杏苏散;温燥宜辛凉解表,宣肺润燥,常用桑菊饮。

上述证候,风温卫分证较多见。舌苔由白转黄,一般反映病邪由卫分入气分。由于卫分证病程较短,故应注意其传变,及时进行处理。

(二)气分证

卫分证入里化热,即属气分证。气分证是温热病的第2阶段,它的主症为壮热不恶寒,口渴、脉数。各型卫分证传入气分后,都化为热证,此时应按入脏、入腑之不同,或湿重、热重之区别辨证论治。

1.气分大热

主症:身大热,面赤,恶热,心烦,大汗出,大渴欲冷饮,舌苔黄燥,脉洪大。

病机:里热炽盛,正邪剧争。

治法:清热生津,常用白虎汤。渴甚加芦根、天花粉;如汗出过多,伤津耗气,脉似洪大,而重按无力者,可加人参,即人参白虎汤。

2.痰热壅肺

主症:身热,咳嗽气喘,痰黄稠黏,或见胸痛、苔黄腻、脉滑数。

病机:肺热壅遏,气机郁闭。

治法:清肺泄热,化痰平喘,常用麻杏石甘汤,或千金苇茎汤加味。

3.热结胃肠

主症:高热或午后潮热,恶热,面目俱赤,呼吸气粗,大便秘结,或泻下黄臭稀水,腹胀满,按之作痛,烦躁或时有谵语,手足多汗,舌苔黄燥,脉沉数有力。

病机:胃肠热结,腑气不通。

治法:泻下泄热,常用调胃承气汤。热重伤阴者加生地黄、麦冬。

4.里热夹湿

主症:身热,午后较甚,脘闷纳呆,肢体困倦,渴不欲饮,大便结或溏,恶臭,苔腻,脉濡。或见黄疸,甚则可见神昏谵语。具体辨证有湿重和热重之分。

病机:脾湿不化,湿邪蕴热。

治法:清热化湿为主。如湿重于热,则以化湿为主,佐以清热,用藿朴夏苓汤加减;如热重于湿,则以清热为主,佐以化湿,用连朴饮加减;若湿热蒙蔽清窍,有神昏谵语者,应清利湿热兼开窍,用菖蒲郁金汤加减。治疗湿温,切不可过用寒凉或误用滋腻药物。

(三)营分证

营分证多是气分证的进一步发展,亦可由卫分传来,也有初病即在营分的。此期主要影响心、肝两脏,为温热病的严重阶段。

1.热在营分

主症:发热夜重,口不甚渴,心烦躁扰,或神昏谵语,斑疹隐隐,舌绛无苔,脉细数。

病机:热灼营阴,心神被扰。

治法:清营泄热,常用清营汤。

2.热入心包

主症:高热神昏谵语,或四肢厥冷,抽搐,舌绛,脉滑数。

病机:热入心包,心神被扰。

治法:清营泄热,清心开窍,常用清营汤煎服,并加服安宫牛黄丸、紫雪丹、至宝丹之类。清心作用以安宫牛黄丸较强,开窍作用以至宝丹为佳。

3.热极生风

主症:高热,躁扰不宁,抽搐,或四肢拘急,项强,角弓反张,舌颤,舌质红或绛,脉弦数,有时伴有昏迷。

病机:热盛于营,肝风内动。

治法:清热息风,常用羚角钩藤汤,或白虎汤加羚角、钩藤之类。

(四)血分证

血分证为营分证的进一步发展,是温热病的危重阶段。主要表现为发热并见斑疹显露、出血、舌质绛紫等症。

1.热在血分

主症:发热夜重,心烦少寐,出血(如吐血、咯血、衄血、便血、尿血),皮肤出现紫黑斑疹,谵妄神昏,或见抽搐,舌质绛紫,少苔或无苔,脉细数。

病机:热盛迫血,上扰心神。

治法:清热凉血解毒,常用犀角地黄汤(犀角可用水牛角 30～60 g 代)加减。出血多的加旱莲草、仙鹤草、白茅根等;出现紫黑斑疹加玄参、丹参、大青叶等。

2.气血两燔

主症:高热汗出,烦躁口渴,斑疹隐隐,舌绛苔黄,脉细数。

病机:热毒炽于气分和血分。

治法:气血两清,用玉女煎加凉血活血开窍之品治之。若热毒充斥表里,卫气营血均受病,表现寒战高热、头痛剧烈、视物模糊,并见出血、神昏者,用清瘟败毒饮加减。

要掌握卫气营血的辨证规律,首先应区别卫气营血不同证候的临床特点。卫分证属表证,是温热病的初期,临床特征为发热恶寒、头身痛、苔白脉浮;气分证是温热病的第2阶段,特征为高热不恶寒,口渴,舌红苔黄,脉数或洪大;营分证是温热病的深重阶段,特征是发热夜甚,斑疹隐隐,舌绛苔少,脉细数;血分证是温热病的危重阶段,邪盛正衰,特征是高热出血,斑疹明显,谵妄神昏,抽搐,舌紫绛,脉沉细数。

温热病的变化,与舌诊有密切联系。苔白转黄提示由表入里,由卫转气;舌润或燥或干裂,反映津液存亡;舌质或红,或绛,或紫,可以区别病在气分、营分或血分,以及伤津程度。不同特点的发热、口渴、出汗、烦躁、昏迷、斑疹等,都对卫气营血的辨证论治有重要意义,临证必须仔细地观察区别。

四、三焦辨证

三焦之名,首见于《黄帝内经》。其将人体从咽喉至二阴,根据不同功能及不同部位,划分为上、中、下三焦。从咽喉至胸膈称上焦,包括心肺二脏;膈下至胃下口的上腹部称中焦,包括脾胃等脏腑;由胃下口至二阴的少腹部位,称下焦,包括肝、肾、膀胱、大小肠等脏腑。

清代吴鞠通根据《黄帝内经》划分三焦的精神,并在叶天士卫气营血辨证理论的基础上,进一步阐明了三焦部位所属脏腑在温热病过程中的病机变化,作为辨证论治的依据,这就是三焦辨证。

(一)上焦证候

上焦包括手太阴肺和手厥阴心包的病证。温病的发病,初起邪在卫分,即与肺有关,如发热恶寒、咳嗽、气喘、脉浮等。严重时逆传心包,则出现神昏谵语、舌强、肢冷、舌质红绛等症。这是温热病的早期,相当于卫分证候及其逆传营血的证候。

(二)中焦证候

中焦包括足太阴脾、足阳明胃、手阳明大肠的病证。热在胃肠,可见发热不恶寒、反恶热、面红目赤、便秘尿少、舌苔黄、脉数有力等症。若脾蕴湿热,可见身热不扬、胸脘痞满、便溏不爽、身重肢倦、苔腻脉缓等症。这是温热病的极期,相当于气分证。

(三)下焦证候

下焦主要是指足少阴肾、足厥阴肝的病变。温热病传入下焦,每至阴枯液涸而为邪少虚多之证。邪热久羁,耗伤肾阴可见手足心热甚于手足背,口燥咽干,舌绛不鲜,干枯而萎,脉虚等症。肾阴亏导致肝阴亏,则肝风内动,可见手足蠕动或瘛疭,心中憺憺大动,舌干绛而萎等症,这是温热病的末期,相当于营分和血分的证候。

综上所述,三焦证候与卫气营血分证,在很大程度上既有其共同的地方,也有区别之处。从辨证方面来看,手太阴肺的证候,有表证的,相同于卫分证;热壅于肺而无表证的,则属气分证范围,而气分证并不相等于热壅于肺,因中焦足阳明胃和足太阴脾的证候,亦属气分证范围。邪在营分和热入心包的证候,虽都有营阴耗损和神志方面见证,但热入心包,神志证候更为严重,且常伴有痰热内闭之象,所以热入心包虽可归属邪在营分,而其证治确实不同。至于热入血分和邪在肝肾之病证,虽都属病邪深入阴分之候,但见证显然有别。前者是热迫血溢,其证属实;后者是肝肾阴伤,邪少虚多。从传变方面看,由上焦手太阴肺开始传入中焦足阳明胃,相当于由卫入气的顺传过程;如病由肺而传心包的,则相当于由卫入营的逆传过程;如热壅肺胃的气分证,进而发斑的,即由气而入营入血的传变过程。由此可见三焦辨证与卫气营血辨证有相同之处,也有不同之处,临床常将两者参合运用。现将三焦辨证列表 1-6 比较如下。

表 1-6　三焦辨证病机、证候比较

三焦	证别	病机	证候
上焦	手太阴(肺)	邪袭肺卫,肺失清肃	发热,微恶风寒,咳嗽,头痛,口微渴,舌苔薄白欠润,脉浮数等
		邪热壅肺,肺气郁闭	身热,汗出,气喘,口渴,咳嗽,苔黄,脉数等
	手厥阴(心包)	热陷心营,内闭心包	舌质红绛,神昏谵语,或昏愦不语,舌謇,肢厥等
中焦	足阳明(胃)	胃热亢盛,正邪剧争	发热不恶寒,反恶热,面目红赤,汗出,口渴,气粗,苔黄燥,脉洪数等
	手阳明(大肠)	肠道热结,腑气不通	潮热,便秘,语声重浊,苔黄黑、焦燥,脉沉实有力等
	足太阴(脾)	脾湿不化,湿邪蕴热	身热不扬,胸脘痞满,泛恶欲吐,身重肢倦等
下焦	足少阴(肾)	热灼真阴,阴精欲竭	身热面赤,手足心热甚于手足背,口燥,咽干,脉虚等
	足厥阴(肝)	水不涵木,虚风内动	肢厥,心中憺憺大动,手足蠕动,甚或瘛疭等

五、脏腑辨证

脏腑辨证是各种辨证方法的基础,也是内科疾病诊断最主要和最常用的辨证方法。由于各脏腑的功能是多方面的,而脏与脏之间,脏与腑之间,五脏与经络、气血、五官、身躯、体表之间,在生理与病机上,都存在着密切的联系,因此在疾病演变过程中反映出来的证候是错综复杂的。脏腑辨证,就是根据脏腑生理功能失常的表现,分析病证的重点所在,指出病位的不同层次,并寻找出其发展变化的规律,从而使理、法、方、药一线贯通,为临床正确的诊断和治疗打下基础。脏腑辨证是按照互为表里的脏和腑来进行归类分析的。例如,肝主疏泄,又主藏血,濡养筋与爪甲,开窍于目,其经脉络胆,会巅,绕阴器。胆附于肝,互为表里。故肝阳亢者,胆火亦旺,出现目赤、面红、头痛、口苦等症;肝血不足,则胆气亦衰,出现头晕、视力减退、目涩、雀盲、少寐易惊等。又如肾为水火之脏,命门附于两肾,内寄真阴真阳,主藏精,有温润五脏的功能,为人身精气之源泉,故称先天之本。骨坚、脑健、发荣、耳聪、齿固,均为肾气充盛之体现;生育、发育、月事亦为肾所司。肾与膀胱互为表里,膀胱主藏津液,其开阖亦赖肾气的气化,所以肾有病,就会出现骨不坚、脑不健、发不荣、耳不聪、齿不固,甚至生育、发育也发生障碍,月事紊乱;且气化失职,而为肿满、喘逆、尿闭、遗尿等症。其他脏腑均可依此类推。所以,脏腑辨证作为各种辨证方法的中心应用于临床,只有对脏腑的生理特点和病证归属有明确的了解,才能正确掌握脏腑辨证方法。

兹分别就心与小肠、肺与大肠、脾与胃、肝与胆、肾与膀胱等脏腑的生理、病机、证候分类,以及辨证论治要点,分述如下。心包为心之外卫,三焦是内脏的外腑,前者附入于心,后者基本上包括在所有脏腑的病证范围之内,故不另列专题论述。

(一)心病

心之生理功能主要为主血脉和主神志,因此在病理条件下,反映在临床上的证候就离不开血脉运行的障碍和情志思维活动的异常。又心包为心之外卫,故温邪逆传,多为心包所受。心本脏之病,多起于内伤,如禀赋薄弱,脏气虚弱,或病后失调,以及思考过度,耗伤心神等,是导致心病虚证的原因。而心病实证,则多由痰、火、瘀、饮等原因引起。其辨证要点如下。

1.虚证

(1)心气虚,心阳虚。

辨证:以心悸、气短、脉弱而数或结代、舌淡苔白为基本症状。心悸的特点为心中空虚,惕惕而动,动则愈甚。气短表现为气促,行动尤甚。心气虚则兼见自汗,倦怠乏力,面色㿠白,喜出长气。心阳虚则兼见形寒、肢冷。若见大汗淋漓、四肢厥冷、唇甲青紫、呼吸微弱、脉微疾数散乱欲绝,则是心阳虚脱。心气虚通常是心阳虚的先导。心阳根于肾阳,故心阳虚亦与肾阳虚衰有关。

治疗:益心气,温心阳。用养心汤、四逆汤之类。

(2)心血虚,心阴虚。

辨证:以心悸、怔忡、健忘、失眠多梦、脉细为基本症状。心悸的特点为悸动而烦,惊惕不安。心血虚则心失所养,多兼见面色不华、唇舌淡白、脉细或结代。心阴虚则火旺阳亢,多兼见低热、心烦、盗汗、面颊潮红、口咽干燥、舌红少津、脉细数。心阴虚以具有虚热症状而不同于心血虚。

治疗:补心血,养心阴。用归脾汤、天王补心丹之类。

2.实证

(1)痰火内扰。

辨证:以心悸、癫狂、不寐、舌质红赤或干裂、少苔、脉滑数等为基本症状。其心悸为时时动悸,胸中躁动烦热。癫狂的特点为神志痴呆、语无伦次,甚则哭笑无常、如癫如狂。不寐多因乱梦纷纭,躁扰难寝。此外,或见面赤、口渴喜冷饮、吐血、衄血、小便热赤、溲血淋痛等症。

治疗:清心,豁痰,泻火。用清气化痰汤、礞石滚痰丸之类。

(2)饮阻心阳。

辨证:以心悸、眩晕、呕吐、舌苔白腻、脉象弦滑或沉紧为基本症状。本病心悸而胸闷、气机不畅、眩晕多伴泛恶欲吐,呕吐皆为痰涎。有时兼见畏寒、痞满、肠鸣。

治疗:化饮除痰。用苓桂术甘汤、导痰汤之类。

(3)心血瘀阻。

辨证:以心悸不宁、胸前刺痛或闷痛且有时牵引肩背、舌质暗红或见瘀斑、瘀点、脉涩或结代为基本症状,严重时可见面青、唇爪青紫。

治疗:活血通络行瘀。用血府逐瘀汤之类。

3.兼证

(1)心脾两虚:面色萎黄,食少倦怠,气短神怯,健忘,多梦,少寐,妇女月经不调,脉细软弱无力,苔白质淡。治宜补益心脾,用归脾汤之类。

(2)心肾不交:虚烦不眠,梦寐遗精,潮热盗汗,咽干,目眩,耳鸣,腰酸腿软,夜间尿多,脉虚数,舌红无苔。治宜交通心肾,用黄连阿胶汤或交泰丸之类。

在心病辨证论治中须注意：心阳虚与饮阻心阳相关，亦与脾阳不运相关；心阴虚、痰火内扰与肝肾亦有相关，在治疗上应综合考虑。小肠病由心移热者，当为实证；而小肠本经之病，多与脾、胃、大肠相关。

4.小肠病

小肠之病，其病理表现主要为清浊不分，转输障碍，症见小便不利、大便泄泻，临床上常见有虚寒、实热、气痛3证。其辨证要点如下。

(1)小肠虚寒：小腹隐痛喜按，肠鸣溏泄，小便频数不爽，舌淡苔薄白，脉细而缓。治以温补小肠，用吴茱萸汤之类。

(2)小肠实热：心烦口疮，咽痛耳聋，小便赤涩，或茎中痛，脐腹作胀，矢气后稍快，脉滑数，质红苔黄。治以清利实热，用导赤散或凉膈散之类。

(3)小肠气痛：小腹急痛，上及腰背，下及睾丸，苔白，脉沉弦或弦滑。治以行气散结，用天台乌药散之类。

(二)肝病

肝病可概为虚实两证，而以实证为多见。肝主藏血，体阴而用阳，由于情志所伤，致肝气不得疏泄，郁而化火，火动则阳失潜藏，阳亢则风自内生，风火相煽，上升巅顶，或横窜脉络，以致血随气火而并走于上，这就是肝风发生的病机。根据其病情轻重之不同，又可分为肝气郁结、肝火上炎、肝阳妄动等实热证候。外寒入侵，滞留于肝脉，亦属肝之实证。若肾阴亏虚，水不涵木，肝失濡养，则成肝阴不足，虚阳上扰的虚证。此外，还有肝气虚、肝阳虚的病变，不过较为少见而已。

1.虚证

(1)肝阴虚。

辨证：以眩晕头痛、耳鸣耳聋、目干咽干、两胁隐痛、急躁易怒、舌质红干少津、苔少、脉弦细数为基本症状。其眩晕、头痛为头目昏眩欲倒，不欲视人，昏而胀痛，绵绵不停。耳鸣、耳聋系逐渐而起，鸣声低微，经久不已。还有麻木、震颤，甚者四肢痉挛拘急、雀目。此外，尚可见面部烘热、午后颧红、少寐多梦等阴虚而阳亢的症状。

治疗：柔肝滋肾，育阴潜阳。用一贯煎或杞菊地黄丸之类。

(2)肝血虚。

辨证：以眩晕头痛，两胁苦满，肢体麻木、震颤，唇色淡白，面色萎黄，月经量少或闭止不行，失眠多梦，舌质淡白，脉沉细为基本症状。肝血虚与肝阴虚的区别，在于前者无阳亢脉症，后者有阳亢脉症。

治疗:补肝血。用四物汤加味。

在肝病虚证中尚有肝气虚与肝阳虚证。因肝为罢极之本,又主谋虑,肝气虚、阳虚主要表现在这两方面的功能失常,而以极度疲乏、胆怯忧虑为基本症状。

2.实证

(1)肝气郁结。

辨证:以胁痛、呕逆、腹痛便泄、便后不爽、积聚、苔薄、脉弦等为其主要症状。其胁痛以胀痛为主,或流窜作痛,不得转侧。呕逆,嗳气频作,呕吐吞酸或呕出黄绿苦水。腹痛便泄,有便后不爽之特点,或时有少腹作痛不适,泻后不减,每因情志不遂而发。积聚之部位在胁下,癖积或左或右,或聚散无常,时觉胀痛或刺痛。此外尚可出现易怒、食欲缺乏等。

治疗:疏肝理气,破积散聚。用柴胡疏肝散之类。

(2)肝火上炎。

辨证:以胁痛、呕吐、眩晕、头痛、狂怒、耳鸣、耳聋、目赤、吐血、舌边尖红、苔黄或干腻、脉象弦数等为其主要症状。其胁痛为灼痛而烦。呕吐为苦水或黄水。眩晕、头痛自觉筋脉跳动,额热而痛,痛若刀劈,或为胀痛。耳鸣、耳聋为暴作,鸣声如潮,阵作阵止,按之不减。目赤多兼暴痛或肿。吐血亦为骤然发作,血涌量多,冲口而出。此外,尚可见大便干燥、小便热涩黄赤、面赤而热、口苦而干等。

治疗:泻肝胆热。用龙胆泻肝汤之类。

(3)风阳妄动。

辨证:以昏厥、痉挛、麻木、眩晕、头痛、舌体歪斜颤动、舌质红、苔薄黄、脉弦数等为其主要症状。其昏厥为猝然晕仆,不省人事,或抽搐,或吐涎。痉挛表现为项强,四肢挛急,不能屈伸,角弓反张。麻木为手足面唇等部有如蚁行。眩晕、头痛为头晕眼花,行走飘浮,头部抽掣作痛。此外,或在昏厥之后,出现口眼歪斜、语言謇涩、半身不遂等症。

治疗:平肝息风潜阳。用天麻钩藤饮之类。

(4)寒滞肝脉。

辨证:以少腹胀痛、睾丸坠胀或阴囊收缩、舌润滑、苔白、脉象沉弦或迟为其主要症状。少腹胀痛常牵及睾丸偏坠剧痛,受寒则甚,得热而缓。阴囊收缩,为寒滞厥阴,致少腹之脉收引,故多与少腹痛胀同时并见。此外,或见形态虚怯、挛缩。

治疗:温经暖肝。用暖肝煎之类。

3.兼证

(1)肝气犯胃:胸脘满闷时痛,两胁窜痛,食入不化,嗳气吐酸,舌苔薄黄,脉弦。治以泻肝和胃,用四逆散合左金丸之类。

(2)肝脾不和:不思饮食,腹胀肠鸣,便溏,苔薄,脉弦缓。治以调理肝脾,用逍遥散之类。

(3)肝胆不宁:虚烦不寐,或噩梦惊恐,触事易惊或善恐,短气乏力,目视不明,口苦,苔薄白,脉弦细。治以养肝清胆宁神,用酸酸枣仁汤之类。

(4)肝肾阴虚:面色憔悴,两颧嫩红,头眩目干,腰膝酸软,咽喉干痛,盗汗,五心烦热,或大便艰涩,男子遗精,女子经血不调或带下,舌红无苔,脉细。治以滋阴降火,用大补阴丸之类。

(5)肝火犯肺:胸胁刺痛,咳嗽阵作。咳吐鲜血,性急善怒,烦热,口苦,头眩目赤,苔薄质红,脉弦数。治以清肝泻肺,用黛蛤散和泻白散之类。

在肝脏病的辨证论治中还须注意,肝属春木而主风,性喜升发,故肝病多见阳亢的证候。肝之寒证,以寒凝少腹厥阴经脉为主。在肝病的实证中,肝气郁结、肝火上炎、风阳妄动三者同出一源,多由情志郁结,肝气有余,化火上冲。三者的关系极为密切,不可截然分割,临床应掌握主次,随证施治。风阳妄动,有上冲巅顶和横窜经络之不同。上冲者宜息风潜阳,横窜者宜和络息风,挟痰则兼以涤痰。实证久延,易于耗伤肝阴,形成本虚标实,临床颇为常见,辨证时须加注意。肝病虚证,多因肾阴不足,水不涵木,以致肝阴不足,阳亢上扰,应与实证对照,详细鉴别,其病机与肾阴亏乏有极密切的关系,故临床上多采取肝肾并治之法。

(6)胆病:胆因寄附于肝,禀春木之气以通降为顺,故在病理情况下多表现为火旺之证。因火热可煎灼津液而为痰,故胆病又多兼痰,痰火郁遏,常扰心神,所以在辨证施治时,既要注意泻胆化痰,又要清心安神。①胆虚证:头晕欲吐,易惊少寐,视物模糊,脉弦细,苔薄滑。治以调补肝胆,用酸酸枣仁汤之类。②胆实证:目眩耳聋,头晕,胸满胁痛,口苦,呕吐苦水,易怒,寐少梦多,或往来寒热,脉弦数实,舌红苔黄。治以泻胆清热,用龙胆泻肝汤之类。如胆气阻滞,呈现胁痛、呕吐,或黄疸,当清泻胆腑,用大柴胡汤之类。

(三)脾病

脾胃的功能主要为受纳和运化,所以其致病因素多系饥饱劳倦所伤,影响水谷的消化吸收,使脾胃之受纳、腐熟、转输、运化等功能失调。脾之为病,其证候不外虚、实、寒、热等方面。如脾阳虚衰,中气不足属虚证;寒湿困脾,湿热内蕴属实证。因脾虚不运则水湿不化，故脾病多与湿有关，出现本虚标实的证候，并且脾虚也常影响他脏，而出现兼证。

1.虚证

(1)脾阳虚衰。

辨证：以面黄少华、脘冷或泛清水、纳少腹胀且食入腹胀更甚、喜热饮、便溏、舌淡、苔白、脉濡弱为其主要症状，或见肌肉消瘦、四肢不温、少气懒言等。

治疗：温运中阳。用理中丸之类。

(2)中气不足。

辨证：以纳食减少、言语气短、四肢乏力、肠鸣腹胀、大便溏薄而便意频繁、舌淡、苔薄白、脉缓或濡细等为其主要症状，或见肌肉消瘦、动则气坠于腰腹、脱肛等。

治疗：升阳补气。用补中益气汤之类。

(3)脾不统血。

辨证：以面色萎黄无华、气短懒言、食少倦怠，或便血，或皮肤紫癜，或月经过多，舌质淡、脉细弱为主要症状。脾气虚失却统摄约束血液的能力，而出现各种出血，多见于一些慢性疾病过程中。

治疗：益气健脾摄血。用归脾汤之类。

(4)脾阴不足。

辨证：以经常性大便秘结、口干、食少乏力、舌干少津或有薄苔、脉弱而数为主要症状，或伴干呕、呃逆。

治疗：滋养脾阴。用参苓白术散、麻子仁丸之类。

2.实证

(1)寒湿困脾。

辨证：以脘闷、胃满、食减、口黏、头身困重、大便不实或泄泻、舌苔白腻、脉濡细为主要症状。

治疗：运脾化湿。用胃苓汤之类。

(2)湿热内蕴。

辨证：脘腹痞胀、不思饮食、身重体困、面目身黄、皮肤发痒、小便色赤不利、脉濡数、苔黄而腻等为主要症状，或见口苦、口渴、便溏、发热等症。

治疗：清热利湿。用茵陈蒿汤、四苓散之类。

3.兼证

(1)脾胃不和：胃脘痞满，隐痛绵绵，食入难化，嗳气作呃，便溏甚则呕吐，脉细,苔薄白。治以益气运中,调和脾胃,用香砂六君子汤之类。

(2)脾肾阳虚:少气懒言,腰膝酸冷,便溏或五更泄泻,舌淡苔薄白,脉沉细。治以健脾温肾,用附子理中汤合四神丸之类。

(3)脾湿犯肺:咳吐痰涎,胸闷气短,胃纳不佳,苔白微腻,脉滑。治以燥湿化痰,用二陈汤或平胃散之类。

在脾病的辨证论治中要注意:脾病的虚证和实证是相对的。脾虚失运,水湿潴留,多属本虚标实。一般轻证,先当健脾化湿,标实之证则应攻补兼施。脾病与湿的关系非常密切,无论虚、实、寒、热诸证,均可出现湿之兼证,如寒证的寒湿困脾、热证的湿热内蕴、实证的水湿内停、虚证的脾不健运。因而治疗时应结合病情,参以燥湿、利湿、逐水、化湿之品,湿去则脾运自复。脾与胃的病机可相对来看,古人认为"实则阳明,虚则太阴",所以脾病多虚多寒,胃病多热多实。

4.**胃病**

胃为水谷之海,凡饮食不节,饥饱失常,或冷热不适,都能影响胃的功能,发生病变。胃为燥土,本性喜润恶燥,所以一般以食结郁热、口渴便秘等燥热之证属之于胃。又胃主受纳,如胃失和降,常见恶心、呕吐之症。兹将辨证要点分别简述如下。

(1)胃寒:胃脘疼痛,绵绵不止,喜热恶寒,泛吐清水,呕吐呃逆,脉迟,苔白滑。治以温胃散寒,用高良姜汤之类。

(2)胃热:口渴思冷饮,消谷善饥,呕吐嘈杂,或食入即吐,口臭,牙龈肿痛、腐烂或出血,脉滑数,舌红苔黄少津。治以清热和胃,常用清胃散之类。

(3)胃虚:口干唇燥,干呕,纳少,大便干燥,舌红少苔。脉细数。治以养胃生津,用益胃汤之类。

(4)胃实:食滞胃脘,脘腹胀满,大便不爽,口臭嗳腐,或呕吐,脉滑,苔薄黄。治以消导化滞,用保和丸之类。

(四)肺病

肺主气,肺气的宣发和肃降,能维持肺司呼吸和通调水道的功能。肺之病机变化,主要是宣肃、通调失司,气机升降出入失常。又因肺为娇脏,不耐寒热,又为呼吸之孔道,所以感受外邪,以及疫毒侵袭,常先犯肺。又肺气贯百脉而通它脏,故它脏有病,也常累及于肺。肺的病证,可分为虚实两大类。虚证又分阴虚、气虚,阴虚多系津液消耗、肺失濡养所致;气虚多为久病亏耗,或被他脏之病所累。实证则多由痰浊水湿壅滞、寒邪外束和邪热乘肺而起。

1.虚证

(1)肺阴虚。

辨证:阴虚则肺燥,故咳呛气逆、干咳无痰或痰少质黏、咯吐不利,咳而痰中带血,或为血丝,或见血块。阴虚则阳亢,故可见潮热盗汗、午后颧红、失眠、口干咽燥,或舌红少苔,脉细数。

治疗:滋阴润肺。用百合固金汤之类。

(2)肺气虚。

辨证:咳而短气,痰液清稀,倦怠懒言,声音低怯,畏风形寒,自汗,舌淡苔薄白,脉虚弱,或常易感冒。

治疗:补益肺气。用补肺汤之类。

2.实证

(1)痰浊阻肺。

辨证:咳嗽气喘,喉中痰鸣,痰黏稠,胸胁支满疼痛,倚息不得卧,苔腻色黄,脉滑。

治疗:泻肺降火,涤饮去壅。用葶苈大枣泻肺汤或控涎丹之类。

(2)风寒束肺。

辨证:风寒在表,则恶寒发热,头痛身楚,无汗,鼻塞流涕,咳嗽痰稀薄,苔薄白,脉浮紧。寒饮内阻,则咳嗽频剧,气急身重,痰黏白量多,苔白滑,脉弦滑。

治疗:发散风寒,或温化寒饮。用麻黄汤或小青龙汤之类。

(3)邪热乘肺。

辨证:咳声洪亮,气喘息粗,痰稠色黄,或吐出腥臭脓血,咳则胸痛引背,鼻干,或鼻扇,或流脓涕,气息觉热,身热,烦渴引饮,咽喉肿痛,大便干结,小便赤涩不利,舌质干红,舌苔黄燥,脉数。

治疗:清肺泻热。用千金苇茎汤或泻白散之类。

3.兼证

(1)脾虚及肺:纳呆便溏,咳嗽痰多,倦怠肢软无力,甚则面足水肿,苔白,脉濡弱。治以培土生金,用六君子汤之类。

(2)肺肾阴亏:咳嗽夜剧,腰腿酸软,动则气促,骨蒸潮热,盗汗遗精,舌红苔少,脉细数。治以滋阴养肺,用八仙长寿丸、生脉散之类。

在肺病的辨证论治中还须注意,肺为娇脏,清虚而处高位,选方多宜轻清,不宜重浊,这就是古人所说"治上焦如羽,非轻不举"的道理。又治疗肺气之病,大法当用肃降,且娇脏不耐寒热,辛平甘润最为适宜。肺之病证,可以依据脏腑关系而做间接治疗,如虚证可用补脾(补母)、滋肾(补子),实证可用泻肝等治法。肺与大肠互为表里,所以肺经实证、热证可泻大肠,使肺热从大肠下泄而气得肃降。因肺气虚致大肠津液不布而便秘者,可用补养肺气之法,以通润大肠。

4.大肠病

因大肠为"传导之官",所以大肠的病机,主要反映在大便不调方面,引起大便秘结之原因主要在于大肠津液不足。一切热证,都可灼伤津液而致便秘;肺脏清肃之气不能下降,或肾水不足,肠中津液不足,也能导致大便秘结。此外,因大肠属于脾胃,故凡脾胃虚弱,运化失健,可直接影响大肠,而致传导功能失常。寒湿之邪入侵,或湿热客于大肠,以致传化失常,可以导致大便溏泄,其辨证要点如下。

(1)大肠实寒证:腹痛肠鸣,大便溏泄,溲清,脉缓,舌苔白滑。治以散寒止泻,用胃苓汤之类。

(2)大肠燥热证:口燥唇焦,大便秘结腐臭,肛门灼热肿痛,小便短赤,脉数,苔黄燥。治以清热泻火,用凉膈散之类。若症见下痢赤白或脓血、里急后重、发热身重、脉滑数、舌苔黄腻,为湿热痢疾。治以清利湿热,用白头翁汤之类。

(3)大肠虚寒证:久痢泄泻,肛门下脱,四肢不温,脉细数。治以厚肠固脱,用真人养脏汤之类。

(4)大肠实热证:腹痛拒按,或发热呕逆便秘,或热结旁流,或便而不爽,脉沉实,苔黄。治以清热导滞,用承气汤之类。

(五)肾病

肾为先天之本,藏真阴而寓元阳,只宜固藏,不宜泄露,所以肾多虚证。其病因多为禀赋薄弱,劳倦过度,房事不节,久病失养,以致耗伤肾中精气。临床表现为阴虚、阳虚两大类型,阳虚包括肾气不固、肾不纳气、肾阳不振、肾阳水泛;阴虚包括肾阴亏虚和阴虚火旺。又肾与膀胱互为表里,肾气不化,直接影响膀胱气化,故膀胱虚证,也就是肾虚的病机表现。

1.虚证

(1)肾气不固。

辨证:面色淡白,腰脊酸软,听力减退,小便频数而清,甚则不禁,滑精早泄,尿后余沥,舌淡苔薄白,脉细弱。

治疗:固摄肾气。用大补元煎、秘精丸之类。

(2)肾不纳气。

辨证:短气喘逆,动则尤甚,咳逆汗出,小便常因咳甚而失禁,面浮色白,舌苔淡薄,脉虚弱。

治疗:纳气归肾。用人参胡桃汤或参蛤散之类。

(3)肾阳不振。

辨证:面色淡白,腰酸腿软,阳痿,头昏耳鸣,形寒尿频,舌淡白,脉沉弱。

治疗:温补肾阳。用右归丸或金匮肾气丸之类。

(4)肾虚水泛。

辨证:水溢肌肤,则为周身水肿,下肢尤甚,按之如泥,腰腹胀满,尿少;水泛为痰,则为咳逆上气,痰多稀薄,动则喘息;舌苔淡白,脉沉滑。

治疗:温阳化水。用真武汤或济生肾气丸之类。

(5)肾阴亏虚。

辨证:形体虚弱,头昏耳鸣,少寐健忘,腰酸腿软,或有遗精,口干,舌红少苔,脉细。

治疗:滋养肾阴。用六味地黄汤之类。

(6)阴虚火旺。

辨证:颧红唇赤,潮热盗汗,腰脊酸痛,虚烦不寐,阳兴梦遗,口咽干痛;或呛咳,小便黄,大便秘,舌质红苔少,脉细数。

治疗:滋阴降火。用知柏地黄汤之类。

2.兼证

(1)肾虚脾弱:大便溏泄,完谷不化,滑泻难禁,腹胀少食,神疲形寒,肢软无力,舌淡苔薄,脉沉迟。治以补火生土,用附子理中丸、四神丸之类。

(2)肾水凌心:心悸不宁,水肿,胸腹胀满,咳嗽短气不能平卧,口唇青紫,四肢厥冷,舌苔淡薄,脉虚数。治以温化水气,用真武汤之类。

在肾病的辨证论治中还须注意:一般而论,肾无表证与实证。肾之热,属于阴虚之变,肾之寒,由于阳虚,临床上必须注意掌握。肾虚之证,一般分为阴虚、阳虚两类。总的治疗原则是"培其不足,不可伐其有余"。阴虚者忌辛燥,忌过于苦寒,宜甘润壮水之剂,以补阴配阳,使虚火降而阳归于阴,所谓"壮水之主,以制阳光";阳虚者忌凉润,忌辛散,宜甘温益气之品,以补阳配阴,使沉阴散而阴从于阳,所谓"益火之源,以消阴翳"。至于阴阳俱虚,则精气两伤,就宜阴阳两补。肾阴虚者,往往导致相火偏旺,此为阴虚生内热之变,治法均以滋阴为主,参以清泻相火,如知柏地黄丸之类。肾阳虚者,在温肾补火的原则下,必须佐以填精益髓等血肉有情之品,资其生化之源。肾与膀胱互为表里,膀胱病变属虚寒者,多由肾阳虚衰,气化失职所致,当以温肾化气为主。倘为实热癃闭不利,可由他脏移热而致,也可由于膀胱本腑之湿热蕴结而成,当以清利通窍为主。肾与其他脏腑的关系非常密切,如肾阴不足,可导致水不涵木,肝阳上亢;或子盗母气,耗伤肺阴;或水不上承,心肾不交。肾阳亏虚,又易形成火不生土,脾阳不振。这些病证,通过治肾及参治他脏,对提高疗效颇有意义。

3.膀胱病

由于膀胱有化气行水的功能,故其病机变化主要为气化无权,表现为小便不利、癃闭、频数、失禁等。因肾主水液,与膀胱互为表里,肾气不化,也能影响膀胱气化,这是膀胱虚证的主要病机。至于膀胱实热病证,则由他脏移热所致,或本腑湿热蕴结而成。

(1)膀胱虚寒:小便频数,淋沥不尽,或遗尿,舌淡苔润,脉沉细。治以固摄肾气,用桑螵蛸散之类。

(2)膀胱实热:小便短赤不利,或混浊不清,尿时茎中热痛,甚则淋沥不畅,或见尿血,砂石,舌红苔黄,脉数。治以清利湿热,用八正散之类。

六、气血辨证

(一)气病

气病之因,可为外感,亦可为内伤。例如外感疾病中,风寒外束,则会引起肺气失宣,而为咳嗽;寒与气结,则为疝为瘕;风热上乘内炽,肺气失于肃降,而咳吐黄痰,鼻扇;邪热袭入心包,心气逆乱而神昏惊厥;痰浊阻遏气机,则肺气壅塞而喘逆,脾气不升而泄泻。至于劳损过度,则气耗血虚;饮食失节,则胃气失和;七情无制,怒则气上,喜则气缓,悲则气消,恐则气下,惊则气乱,思则气结。说明劳倦、饮食、情志等内伤因素,都与气病的发病有一定关系。综上所述,外感内伤,均可引起气病,由于病因、病机的不同,则其病机变化所反映出来的证候也就不同。

气病与脏腑的关系非常密切,因气来源于脾肾,出入升降治节于肺,升发疏泄于肝,帅血贯脉而周行于心,故脏腑一旦受病,就会直接或间接地反映出气的病机变化,出现不同的气病证候。如肺气不宣,则为胸闷喘咳;肺气不足,则神倦气短;心气不足,则心悸怔忡;脾胃不和,胃气上逆则泛恶呕吐;脾失运化,胃气虚衰则纳呆泄泻;肝气郁结,则胸胁满闷;肝胆气虚,则心惊胆怯;肾气虚弱则遗泄、喘息。

气病证候在各脏腑不同的证候之中已有论述,现仅将气病概括为虚实两证如下。

1.气虚

凡由禀赋素虚、劳伤过度、久病失养、年迈体弱等而耗损元气者,皆属于气虚,主要表现为少气,懒言,语声低微,自汗,心悸,怔忡,头晕,耳鸣,倦怠乏力,食少,小便清或频,脉虚弱或虚大等。此外,脱肛及子宫脱垂等,亦属气虚范畴的疾病。

2.气实

气实证多由痰火、湿热、食滞、郁结等所致,或因外感治疗失当而引起,主要表现有胸痞,脘闷,痰多喘满,气粗,腹胀,大便秘结,脉弦滑或数实等。

气病治疗的基本原则是气虚宜补气,气实宜理气、行气、降气。气虚者,其补气主要是补脾、肺、肾之气,因脾胃为元气生化之源,脾胃虚衰则元气不足,其他脏腑亦因元气不足而虚弱,如《脾胃论》说:"则脾胃之气既伤,而元气亦不能充,此诸病之所由生也。"肺司吸入清气,参与人体之气的生成。肺气出入升降失常,加重病情的发展。肾为先天之本,主藏精气又司气化,如肾气不足,就会引起一系列气化无力或失常的病证。因此气虚的治疗,一般是根据气虚的不同病机,以补脾、肺、肾之气为主。

至于气之实证,主要由于气郁、气滞、气逆,以及外邪侵犯所致,与肝、脾、肺之关系较为密切,所以多用疏肝、理脾、宣肺、降逆、散寒、化结等法。一般气实之证多较复杂,就应分别其与脏腑的关系而进行治疗。如肺气壅阻的宜开,胃气积滞的宜导,肝气上逆的宜降,肝气郁结的宜疏,胆气阻滞的宜和,肝胆火盛的宜泻,气滞而痛的宜调。若食、痰、湿、火等夹杂为患,又当分析具体情况,分缓急轻重,加以处理。

(二)血病

血病的表现,一般分为出血、瘀血、血虚三者的病因、病机,既有区别,又有联系。如出血是血虚的病因,又可能因其留于体内而成为瘀血的病机。

正常情况下血液循行于脉中,若脉络受伤,血溢于外,就是出血。阳络伤,则血从上而出,称为上溢,如咳血、吐血、衄血等;阴络伤,则血从下而出,称为下溢,如便血、尿血、崩漏等。出血之病机,大多由火而起,但也有因气虚不能摄血、血瘀不循经脉而导致出血的。如过食烟酒辛辣动火之品,或厚味肥甘蓄积为患;其他如七情因素之激扰,五志之火之内燔,纵情色欲之虚火伤络,跌打损伤之外因等。因此,归纳出血的病机,不外风火燥热,损伤脉络,或气不摄血,阳离阴走。

此外,离经之血未出体外,停滞于内,或脉中之血为痰火或湿热所阻,也能成瘀。其病机是邪毒入营,损伤脉道;瘀血内留或产后恶露不下,血不循脉等。

血虚之因,不外失血过多或生血不足。例如,吐血、产后以及外伤性出血等,血去过多,新血未生;或因脾胃素弱,水谷之精微不能化生营血;以及久病不愈,肠中虫积,劳神过度等,以致阴血消耗,均能使脏腑百脉失养,而出现一系列出血的病理反应。血病之辨证要点如下。

1.出血

多以出血之部位或器官而分证,如随咳嗽痰沫而出者,为肺系之出血;如随食物呕吐而出者,为胃之出血;随大小便而出者,为便血、尿血;由鼻、龈、耳、目、肌肤等处出血者均为衄血。

2.瘀血

主要表现为疼痛,痛的部位随瘀血所在之处而定,痛处不移,得寒温不解,常兼痞闷胀满,自觉烦热,面色晦滞,眼睑乌黑,皮肤紫斑,或有血缕,甚则甲错,舌可见紫斑,脉细涩。

3.血虚

面色苍白、唇舌爪甲色淡无华、头目眩晕,心悸怔忡、疲倦乏力,或手足发麻、脉细等。

血病的治疗主要是根据上述证候,血虚者补血,出血者止血,血瘀者宜活血化瘀。凡由火热引起出血的,以泻热止血为主法,如肝胆火热内炽出血的,用龙胆泻肝汤之类;血热妄行出血的,用犀角地黄汤之类;胃火内炽出血的,用大黄黄连泻心汤之类;阴虚火炎咯血的,用小蓟饮子之类。如因脾不统血或气不摄血的,可用归脾汤或补中益气汤之类。瘀血的治疗,视病情而不同,如瘀血内结,可行血破结,用桃仁承气汤或抵当汤之类;瘀血阻滞,可行气活血,或活血逐瘀,用血府逐瘀汤之类;寒滞经脉而血瘀,可温经活血,用温经汤之类。血虚主要是补气补血,用人参养荣汤或十全大补汤气血双补。妇人血虚,多用四物汤或当归补血汤之类。

七、风火湿痰辨证

风、火、湿、痰,多六淫之气为致病因素,且又多为脏腑功能异常产生的病理产物或病理状态。

(一)风病

风有内外之分。外风为六淫外邪之一,内风系身中阳气动复而成,多因火热炽甚或肝阳偏亢所致的一系列气血逆乱的证候。现将辨证要点分述如下。

1.外风

病起急骤,身热而渴,恶风,或兼咳嗽,肢体酸痛,或骨节红肿,游走不定,或皮肤发生风疹作痒等。

风寒：如感冒伤风，症见头痛项强、恶寒或发热无汗、鼻塞、苔薄白、脉浮紧等。治以疏风散寒，用葱豉汤或荆防败毒散之类。

风热：风热外感，多犯上焦，症见咽红肿痛、发热微恶寒，或少汗恶风；也可见头面红肿痛、乳蛾、鼻渊、脉数等。治以疏风清热，用桑菊饮或银翘散之类。

风湿：风湿为患，表现于肌表经络的证候，如头痛如裹、肢体困重、走窜不定、湿疹、风疹、水疱等；表现于肠胃的证候，如肠鸣腹痛、泄泻、泻出清水等。治以祛风化湿，在肌表经络用羌活胜湿汤之类，在肠胃用藿香正气散之类。

2.内风

多由肝阳、肝火所产生，或由于情志起居、饮食失节等因素而诱发。根据病情轻重不同，多有头目眩晕、抽搐震颤、癫狂，或卒中、口眼歪斜、语言謇涩、半身不遂等。由热极生风者，则有惊厥神昏等；血虚生风，必兼血虚内燥症状。

（1）热极生风：凡热极之证，必灼伤津液，消烁营血；营血既伤，心肝受病，邪热上扰，可出现惊厥神昏证候。

（2）肝风内动：主要症状为头目眩晕、心绪不宁、手足颤动，重者突然出现抽搐昏迷、口眼歪斜、角弓反张、半身不遂等。

（3）血虚生风：血虚则头目、肌肤、筋膜失养，出现瘛疭、眩晕、痉厥或皮肤瘙痒、脱屑过多等症。

综上所述可以看出，内风为病，多与心、肝、肾三脏有关。此外，内风又与痰有一定关系。如内有痰火郁结，则更易生风；反之，肝风内动，痰浊也随之上逆，易出现卒中。

内风的治疗，凡热极生风，宜清热平肝息风，用羚角钩藤汤之类，并可酌情加用安宫牛黄丸、至宝丹、紫雪丹；如虚阳妄动者，宜滋阴潜阳，用大定风珠之类；血虚生风者，宜养血息风，用加减复脉汤之类。

（二）火病

火既是六淫之一，也可由疾病过程中产生。火有虚实之分，其为病不外外感和内伤两个方面。外感多由感受火热之邪而来，也可由感受他邪演化而生。感受他邪者，须经一段化热的病程，如由寒化热，热极而后生火；湿蕴化热，热甚而成痰火等。内伤也可以生火，如劳伤过度，情志抑郁，淫欲妄动，影响脏腑正常生理功能，使气血失调，或久病失养，精气亏耗，均可导致内火发生。一般说，外感引起的火，多属实火；内伤所致的火，多属虚火。

火为热之盛，其性炎上，故火的症状与热相似，但比热更重。其证候主要特点如下。①实火:常由外感而起。病势急速,每有壮热、面红目赤、口渴心烦、喜冷饮,甚者狂躁、昏迷,小便短赤,大便秘结,唇焦口燥,舌红起刺,苔黄燥,脉洪数等。②虚火:由内伤而起。病势缓慢,见潮热盗汗、午后颧红、虚烦少眠、口干咽燥、干咳无痰或痰中带血、耳鸣健忘、腰酸遗精、舌红少津、光剥无苔、脉细数等。

辨火之证,首别虚实,虚者宜补宜敛,实者宜清宜泻。由于受病的脏腑不同,其中虚实又有区别,必须详细辨证。

1.实火

(1)心火炽盛:主症为面红目赤、五心烦热、少寐多梦、口燥唇裂、舌尖红等。治以清泻心火,用泻心汤之类。

(2)肝胆火盛:主症为耳聋胁痛、面红目赤、烦躁而怒、口苦筋痿,或淋浊尿血等。治以清泻肝胆,用龙胆泻肝汤之类。

(3)肺火壅盛:主症为气粗鼻扇、咳吐稠痰、烦渴欲饮、大便燥结,或鼻干咳血等。治以清热泻肺,用千金苇茎汤或泻白散之类。

(4)胃火壅盛:主症为烦渴引饮、牙龈腐烂而痛或出血、呕吐嘈杂、消谷善饥等。治以清泻胃热,用清胃散之类。

(5)大肠火热:主症为大便秘结不通,或暴泻黄赤、肛门灼热等。治以泻下积热,用大承气汤之类。

(6)小肠火热:主症为少腹坠胀、血淋热浊、心烦少寐、舌尖红等。治以清心降火,用导赤散之类。

(7)膀胱火热:主症为癃闭淋沥、尿痛尿赤、尿血、腹痛等。治以清利湿热,用八正散之类。

(8)火热入心,蒙蔽清窍:主症为神昏谵语,抽搐等。治以清心宣窍,用安宫牛黄丸、至宝丹及其他清心凉血之品。

2.虚火

(1)肺虚火旺:主症为干咳气急、潮热骨蒸、盗汗、消瘦等。治以养肺清火,用百合固金汤之类。

(2)肾虚火动:主症为升火烘热、腰酸耳鸣、男子梦遗、女子梦交。治以滋阴降火,用知柏地黄丸之类;骨蒸者用清骨散之类。

(3)脾胃虚火:主症渴喜热饮、懒言恶食等。治以甘温除热,用补中益气汤或黄芪建中汤之类。

(三)湿病

湿有内外之分。外湿为六淫之一,常先伤于下。如湿与热结,或为下利,或

41

为黄疸。内湿为病理产物，与脾的病机变化有密切的关系。湿为阴邪，得温则化，得阳则宣。但湿邪黏腻而滞，故不易速去，常经久不已。外湿起病，与气候环境有关，如阴雨连绵，或久居雾露潮湿之处，均易发生湿病。又脾胃素弱，也容易感外湿。其临床表现多有身重体酸、关节疼痛，甚者屈伸不利、难以转侧，其痛常限于一处不移，脉濡缓，苔白微腻等。内湿之证，都与脾虚有关，故以脾胃症状为主，如口淡乏味而腻，食欲缺乏，或食而不多，胸脘痞闷，泄泻，肢软无力，头痛身重，苔白腻而厚，脉濡缓等。现分别叙述如下。

1.外湿

寒湿：全身疼痛而重，以关节疼痛为甚，多得温则缓，行动不便，汗出不彻，大便稀，或见四肢水肿，苔白腻，脉濡迟。治以蠲痹通络，用蠲痹汤之类。

湿热：发热心烦，口渴自汗，四肢关节肿痛，胸满黄疸，小便黄赤，舌苔黄腻，脉濡数。治以清热化湿，如白虎汤加苍术之类。以关节肿痛为主者用白虎加桂枝汤之类，以黄疸为主者用茵陈五苓散之类。

暑湿：呕吐泄泻，发热汗出，胸闷腹满，不思饮食，苔白滑，脉虚濡。治以芳香化浊，用藿香正气散之类。

2.内湿

脾为湿困：肢体无力，困倦疲惫，脘闷饱胀，大便稀溏，或见呕逆，脉濡缓，苔白腻。治以理脾除湿，用香砂六君子汤之类。

湿从热化：湿热蕴于心经，则口舌生疮糜烂。湿热注于下焦，或为痢疾，或为淋浊，血尿，癃闭，或为带下。湿热浸淫肌肤，则为疥疮。

(四)痰(饮)

痰和饮，都是脏腑病理变化的产物，是由于水液停积于体内而出现的证候。古人谓"积水成饮，饮凝成痰"。水、饮、痰三者的区别，即稠浊者为痰，清稀者为饮，更清者为水。痰与饮之产生，与肺、脾、肾三脏关系较为密切。

从发病的部位而言，饮多见于胸腹四肢，故与脾胃关系较为密切。痰之为病，则全身各处均可出现，无处不到，与五脏之病均有关系。正如张景岳说："饮惟停积肠胃，而痰则无处不到。水谷不化，而停为饮者，其病全由脾胃；无处不到而化为痰者，凡五脏之伤，皆能致之。故治此者，当知所辨，而不可不察其本也"。痰饮的临床表现很复杂，尤其是痰证，涉及各脏腑系统，往往缺少固定的共同脉症。一般说，痰之主症：胸部痞闷，咳嗽痰多，恶心呕吐，腹泻，心悸，眩晕，癫狂，皮肤麻木，关节痛或肿胀，皮下肿块，或溃破流脓，久而不合，苔白滑或厚，脉滑。饮之主症：临床症状多随饮之部位而不同，如肠中漉漉有声，为痰饮；饮在四肢肌肉,为溢饮;咳喘气逆,不能平卧,为支饮;饮在胸膈,咳唾引痛,为悬饮。现将常见证候的辨证要点分述如下。

1.痰证

(1)风痰咳嗽:即一般伤风有表证的咳嗽。治以宣肺化痰,用杏苏散之类。

(2)痰湿犯肺:咳嗽痰多,色白痰稀。治以温化痰湿,用二陈汤之类。

(3)痰热伏肺:肺有伏热,痰黏而黄。治以清化痰热,用清金化痰汤之类。

(4)痰蒙心窍:猝然昏仆,痰涎壅塞。治以开窍涤痰,用稀涎散之类。

(5)痰核瘰疬:治以消痰软坚,用消核散之类。

(6)痰气搏结:气为痰滞,痰因气结,痰涎壅盛,喘咳气急,胸膈噎塞。治以降气化痰,用苏子降气汤之类。

(7)痰饮流入四肢:肩臂或身体酸痛,苔腻,脉沉细或小滑,治以化痰行气,用指迷茯苓丸之类。

2.饮证

(1)痰饮:咳嗽心悸,恶水不欲饮,胃肠中有漉漉水声,呕吐清水,胸腹胀满,苔白,脉弦滑。治以温化痰饮,用苓桂术甘汤之类。

(2)悬饮:饮在胸胁,咳唾引痛,心下痞硬,发热汗出,舌苔白,脉沉或弦。治以逐饮行水,用十枣汤之类。

(3)溢饮:干呕发热而渴,面目四肢水肿,身体疼痛,舌苔白或微黄,脉浮。治以发汗逐饮,用大青龙汤或小青龙汤之类。

(4)支饮:咳逆倚息,短气不能平卧,身体微肿,苔白,脉弦滑。治以泻肺逐饮,用葶苈大枣汤之类。

第二章

肺 系 病 证

第一节 喘 证

喘证以呼吸困难,甚则张口抬肩,鼻翼翕动,难以平卧为特征,是肺系疾病常见症状之一,多由邪壅肺气,宣降不利或肺气出纳失常所致。

西医学中的喘息性支气管炎、肺部感染、肺气肿、慢性肺源性心脏病、心源性哮喘等,均可参照本节进行辨证治疗。

一、病因、病机

(一)外邪犯肺

外感风寒、风热之邪,或肺素有痰饮,复感外邪,卫表闭塞,肺气壅滞,宣降失常,肺气上逆而喘。

(二)痰浊内蕴

恣食肥甘油腻,过食生冷或嗜酒伤中,脾失健运,湿浊内生,聚湿成痰,上渍于肺,阻遏气道,肃降失常,气逆而喘。

(三)久病劳欲

久病肺虚,劳欲伤肾,肺肾亏损,气失所主,肾不纳气,肺气上逆而喘。

二、辨证论治

喘证的辨证,重在辨虚实寒热。实喘一般起病急,病程短,呼吸深长有余,气粗声高,脉有力;虚喘多起病缓慢,病程长,呼吸短促难续,气怯声低,脉无力;热喘胸高气粗,痰黄黏稠难咯,面赤烦躁、唇青鼻扇,舌红苔黄腻、脉数;寒喘面白唇青,痰涎清稀,舌苔白、脉迟。

治疗原则:实证祛邪降逆平喘;虚证培补摄纳平喘。

(一)实喘

1.风寒束肺

(1)证候:咳喘胸闷,痰稀色白,初起多兼恶寒发热,头痛无汗,身痛等表证,舌苔薄白,脉浮紧。

(2)治法:祛风散寒,宣肺平喘。

(3)方药:麻黄汤加减。方中麻黄、桂枝辛温发汗,散寒解表,宣肺平喘;杏仁、甘草降气化痰。若表寒不重,可去桂枝,即为宣肺平喘之三拗汤;痰白清稀量多起沫加细辛、生姜温肺化饮;痰多胸闷甚者加半夏、陈皮、白芥子理气化痰。

2.风热袭肺

(1)证候:喘促气粗,痰黄而黏稠,身热烦躁,口干渴,汗出恶风,舌质红,苔薄黄,脉浮数。

(2)治法:祛风清热,宣肺平喘。

(3)方药:麻杏石甘汤加减。方中麻黄、石膏相使为用疏风清热,宣肺平喘;杏仁、甘草化痰利气。若痰多黏稠、烦闷者加黄芩、桑白皮、知母、瓜蒌皮、鱼腥草,增强清热泻肺化痰之力;大便秘结者加大黄、枳实泻热通便;喘甚者加葶苈子、白果化痰平喘。

3.痰浊壅肺

(1)证候:喘咳痰多,胸闷,呕恶,纳呆,口黏不渴,舌淡胖有齿痕,苔白厚腻,脉缓滑。

(2)治法:燥湿化痰,降逆平喘。

(3)方药:二陈汤合三子养亲汤加减。方中陈皮、半夏、茯苓、甘草燥湿化痰,理气和中;莱菔子、苏子、白芥子化痰降逆平喘,二方合用效专力宏。若痰涌、便秘、喘不能卧加葶苈子、大黄涤痰通便。

(二)虚喘

1.肺气虚

(1)证候:喘促气短,咳声低弱,神疲乏力,自汗畏风,痰清稀,舌淡苔白,脉缓无力。

(2)治法:补肺益气定喘。

(3)方药:补肺汤合玉屏风散加减。方中人参、黄芪补益肺气;白术、甘草健脾补中助肺;五味子、紫菀、桑白皮化痰止咳,敛肺定喘;防风助黄芪益气护表。若兼见痰少质黏,口干,舌红少津,脉细数者,为气阴两虚。治宜益气养阴,敛肺定喘。方用生脉散加沙参、玉竹、川贝母、桑白皮、百合养阴益气滋肺。

2.肾气虚

(1)证候:喘促日久,气不得续,动则尤甚,甚则张口抬肩,腰膝酸软,舌淡苔白,脉沉弱。

(2)治法:补肾纳气平喘。

(3)方药:七味都气丸合参蛤散加减。方中熟地黄、山茱萸、山药、牡丹皮、泽泻、茯苓、五味子补肾纳气;人参大补元气,蛤蚧肺肾两补,纳气平喘。

3.喘脱

(1)证候:喘逆加剧,张口抬肩,鼻扇气促,不能平卧,心悸,烦躁不安,面青唇紫,汗出如珠,手足逆冷,舌淡苔白,脉浮大无根。

(2)治法:扶阳固脱,镇摄纳气。

(3)方药:参附汤送服黑锡丹。方中人参、附子回阳固脱、救逆;黑锡丹降气定喘。

三、针灸治疗

(一)实喘

尺泽、列缺、天突、大柱,针刺,用泻法。

(二)虚喘

鱼际、定喘、肺俞,针刺,用补法,可灸。

(三)喘脱

定喘、肺俞、关元、神阙,灸法。

四、护理与预防

饮食宜清淡而富有营养,忌油腻酒醪及辛热助湿生痰动火食物。室内空气要保持新鲜,避免烟尘刺激。痰多者要注意排痰,保持呼吸道通畅。慎起居,适寒温,节饮食,薄滋味,戒烟酒,节房事。适当参加体育活动,增强体质。保持良好的心态。

第二节 失 音

失音是一个症状,凡是语声嘶哑,甚则不能发声者,统谓之失音。主要由于感受外邪,肺气壅遏,声道失于宣畅;或精气耗损,肺肾阴虚,声道失于滋润所致。古代将失音称为瘖或喑。

一、历史沿革

早在《黄帝内经》就已经对人体的发音器官有了认识。如《灵枢·忧恚无言》提到:"喉咙者,气之所以上下者也。会厌者,音声之户也。口唇者,音声之扇也。舌者,音声之机也。悬雍垂者,音声之关也。颃颡者,气分之所泄也。横骨者,神气所使,主发舌者也。"说明喉咙、会厌、唇舌、悬雍垂、颃颡、横骨均与发音有关。

关于失音,《黄帝内经》中指出有两种不同的情况:一是感受外邪。如《灵枢·忧恚无言》中提到"人卒然无音者,寒气客于厌,则厌不能发,发不能下,至其开阖不致,故无音",《素问·气交变大论》有"岁火不及,寒乃大行……民病……暴瘖",说明了在感受外邪的情况下,声门的开阖作用受到影响而病失音。二是脏气内伤。如《素问·宣明五气论》中有"五邪所乱……搏阴则为瘖"。所谓阴者,五脏之阴也,手少阴心脉上走喉咙系舌本,手太阴肺脉循喉咙,足太阴脾脉上行结于咽、连舌本、散舌下,足厥阴肝脉循喉咙之后,上入颃颡而络于舌本,足少阴肾脉循喉咙系舌本,故皆主病瘖。五脏为邪所扰而失音,《灵枢·邪气脏腑病形》有"心脉……涩甚为瘖"。《素问·脉解》提出"内夺而厥,则为瘖痱,此肾虚也,少阴不至者厥也",《素问·大奇论》有"肝脉骛暴,有所惊骇,脉不至若瘖,不治自已",《灵枢·忧恚无言》也有"人之卒然忧恚而言无音"的记载。这些说明心气不足、肾精亏耗、突受惊扰等因素,皆可使心、肾、肝受损而失音;但是因情志变化而失音者,多可自愈。由此可见,《黄帝内经》所论述的两类失音,感受外邪者与肺有关,五脏内伤者,主要涉及心肝肾。

妇女因妊娠而失音者,称为"子瘖"。如《素问·奇病论》说:"人有重身,九月而瘖……胞之络脉绝也……胞络者,系于骨,少阴之脉贯肾,系舌本,故不能言……无治也,当十月复。"

隋代巢元方《诸病源候论·风冷失声候》指出:"声气通发,事因关户,会厌是音声之户,悬痈是音声之关。"宋代杨士瀛《仁斋直指方》指出:"心为声音之主,肺为声音之门,肾为声音之根。"说明发声虽然与会厌、悬雍等有关,但从脏腑经络整体观点来看,实与心、肺、肾三脏有关。

宋代钱乙《小儿药证直诀·肾怯失音相似》提到:"病吐泻,及大病后,虽有声而不能言,又能咽药,此非失音,为肾怯,不能上接于阳故也。当补肾地黄圆主之,失音乃猝病耳。"将失音与重病大病之后无力发声的情况做了鉴别。

明代楼英《医学纲目》明确地将失音分为喉喑及舌喑两类,指出:"喑者,邪入阴部也。经云:邪搏于阴则为喑。又云:邪入于阴,搏则为喑,然有二症:一曰舌喑,乃中风舌不转运之类是也;一曰喉喑,乃劳嗽失音之类是也。"这种分法,对失音的鉴别具有重要的指导意义。舌喑主要见于中风,而喉喑则是本节讨论的重点。

明代徐春甫《古今医统·声音门》对本症的认识较为深入,如说:"舌为心之苗,心痛舌不能转,则不能语言,暴病者尚可医治,久病者不可治也,而心为声音之主者此也。肺者属金,主清肃,外司皮腠,风寒外感者,热郁于内,则肺金不清,咳嗽而声哑,故肺为声音之门者此也。肾者人身之根本,元气发生之主也,肾气一亏,则元气寝弱,而语言喑者有之。"并指出病分三因:"有内热痰郁,窒塞肺金而声哑,及不出者,及有咳嗽久远伤气而散者,此内因也。有外受风寒,腠理闭塞,束内郁嗽而口声哑……此外因也。又有忽暴吸风,卒然声不出者,亦外因也。有因争竞大声号叫,以致失声。或因歌唱伤气,而声不出,此不内外因也,养息自愈。"这三类原因引起的失音,均属喉喑的范畴。明代李梴《医学入门·痨瘵》说"咽疮失音者死",指出了痨瘵出现喉头生疮而失音者,预后较差,难于治愈。

明代张景岳《景岳全书·声喑》论述失音的辨证提到:"实者其病在标,因窍闭而喑也;虚者其病在本,因内夺而喑也。窍闭者,有风寒之闭,外感证也;有火邪之闭,热乘肺也;有气逆之闭,肝滞强也……此皆实邪之易治者也。至若痰涎之闭,虽曰有虚有实,然非治节不行,何致痰邪若此?此其虚者多而实者少,当察邪正、分缓急而治之可也。内夺者,有色欲之夺,伤其肾也;忧思之夺,伤其心也;大惊大恐之夺,伤其胆也;饥馁疲劳之夺,伤其脾也。此非各求其属而大补元气,安望其嘶败者复原而残损者复振乎?此皆虚邪之难治也。"说明了,五脏皆可以为喑,而以心、肺、肾三脏为主。失音的辨证要分虚实,实邪易治,虚邪难治。实邪为窍闭,可因风寒、火邪、气逆、痰涎所致;虚邪则有伤肾、伤心、伤胆、伤脾之分。并认为:"此外,复有号叫、歌唱、悲哭,及因热极暴饮冷水,或暴吸风寒而致喑者……但知养息,则弗药可愈,是皆所当辨者。"指出有些情况是饮食、起居、生活不慎所造成的一时性失音,养息可愈。另外还有些喉科疾病的恢复期,也可自愈,如说:"凡患风毒或病喉痛病既愈,而声则瘩者,此其悬雍已损,虽瘩无害也,不必治之。"张景岳对失音的辨证,亦将中风的舌强不语与之分开论治。

清代张璐《张氏医通·诸气门·暗》指出:"失音大都不越于肺,然须以暴病得之,为邪郁气逆;久病得之,为津枯血槁。盖暴暗总是寒包热邪,或本内热而后受寒,或先外感而食寒物……若咽破声嘶而痛,是火邪遏闭伤肺……肥人痰湿壅滞,气道不通而声暗者……至若久病失音,必是气虚挟痰之故""更有舌暗不能言者,亦当分别新久,新病舌暗不能言,必是风痰为患……若久病后或大失血后,舌萎不能言……"说明了失音与舌瘩有别,两者皆各有新病与久病之分,这对于辨证、治疗及预后的判断,均有一定意义。

清代还出现了不少喉科专著,如《重楼玉钥》《咽喉脉证通论》《咽喉经验秘传》《尤氏喉科秘书》《包氏喉证家宝》《焦氏喉科枕秘》等,均认识到失音在多种喉科病证中都可出现,如有喉中呼吸不通、言语不出的喉痹,风痰所致的哑瘴喉风,喉癣久则喉哑的失音,虚损劳瘵咳伤咽痛的声哑等。各书均未单独将失音列出,亦说明至清代已逐渐认识到失音仅是一个症状,可见于多种咽喉病证。

总之,对于失音一证,古代医家从脏腑经络的整体观点来看,以心、肺、肾三脏病变为主。其中属于中风的舌强不语(舌瘩),主要与心有关;属于喉瘩者,则与肺、肾有关。

二、范围

本节内容以"喉瘩"为主。主要见于各种原因引起的急性喉炎、慢性喉炎、喉头结核、声带创伤、声带小结、声带息肉等,也见于癔症性失音。若其他疾病而兼有失音的,也可参照本节辨证治疗。

三、病因、病机

失音的致病因素多端,主要与感受外邪、久病体虚、情志刺激和用声过度有关,导致肺、肾、肝等脏腑功能失调,声道不利。

(一)外邪犯肺

由于风寒外袭,邪郁于肺,肺气失于宣畅,会厌开合不利,音不能出,以致猝然声嘎。如感受风热燥邪,或寒郁化热,肺受热灼,清肃之令不行,燥火灼津,声道燥涩,均可导致发音不利。或因热邪灼津为痰,痰热交阻,壅塞肺气,而使声音不扬。此外也有因肺有蕴(痰)热、复感风寒、寒包热邪、肺气壅闭、失于宣肃而致失音者。

(二)肺肾阴虚

慢性疾病,久咳劳嗽,迁延伤正;或酒色过度,素质不强,以致体虚积损成劳,阴虚肺燥,津液被灼;或肺肾阴虚,虚火上炎,肺失濡润,而致声瘖。亦有因阴伤气耗、气阴两虚、无力鼓动声道而致失音者。如《古今医统》指出:"凡病患久嗽声哑,乃是元气不足,肺气不滋。"

(三)气机郁闭

此因忧思郁怒,或突受惊恐,而致气机郁闭,声喑不出。情志因素致瘖与内脏功能失调密切有关。

(四)声道受损

用声过多、过强,损伤声道,津气被耗,也可导致失音。

综上所述,失音可归纳为外感和内伤所致两大类。外感属实,为"金实无声",因感受外邪,阻塞肺窍,肺气壅遏,失于宣畅,会厌开合不利,而致声音嘶嗄。内伤属虚,为"金碎不鸣",多系久病体虚、肺燥津伤,或肺肾阴虚、精气耗损,咽喉、声道失于滋润,而致发音不利。《临证指南医案·失音》亦有"金实则无声,金破碎亦无声"之说。一般说来,内伤失音临床表现多以阴虚为主,但因"声由气而发",因此常可同时有气虚的一面。如属情志致病,郁怒伤肝,肝气侮肺,或悲忧伤肺,肺气郁闭,不能发音者,又属内伤中的实证。其他如高声号叫引起的一时性失音,由于声道受损,亦常有津气耗伤之候。

就病位而言,失音虽属喉咙和声道的局部疾病,病变脏器主要在肺系,但同时与肾密切相关。因喉属肺系,肺脉通于会厌,肾脉上系于舌,络于横骨,终于会厌。肺主气,声由气而发,肾藏精,精足则能化气,精气充足,自可上承于会厌,鼓动声道而发音。若客邪闭肺,或肺肾阴气耗损,会厌受病,声道不利,皆可导致失音。

四、诊断与鉴别诊断

(一)诊断

1.发病特点

失音发病有急有缓,急者突然而起,常伴外感表证;缓者逐渐形成,持续加重,多有慢性病史可询,表现正虚之候,另外亦有呈发作性者。病情轻者,语声嘶哑,重者声哑不出;若慢性虚劳久病,全身衰竭而伴有失音者,为病情严重的征兆。

2.临床表现

本病以声音嘶哑或声哑不出为特征。

3.相关专科检查

如耳鼻咽喉科喉镜检查、神经科检查可协助诊断。

(二)鉴别诊断

失音一证,应当分喉瘖和舌瘖。本节论述的为喉瘖,当与舌瘖相鉴别。喉瘖为喉中声嘶,或声哑不出,而舌本运转自如;舌瘖为舌本不能运转言语,而喉咽音声如故,每有眩晕、肢麻病史,或同时伴有口眼㖞斜及偏瘫等症。

五、辨证

(一)辨证要点

1.辨外感内伤

对失音的辨证,当从发病缓急、病程长短,区别外感内伤。凡急性发病,病程短者,多属外感引起;病起缓慢,病程长者,多因内伤疾病所致。

2.辨虚证实证

一般可分为暴瘖、久瘖两类。暴瘖为猝然起病,多因邪气壅遏,窍闭而失音,其病属实;久瘖系逐渐形成,多因肺肾阴虚,声道燥涩而失音,或兼肺肾气虚,鼓动无力所致,其病属虚。但内伤气郁致瘖者也可属实,外感燥热表现为肺燥津伤者也可属虚。

(二)证候

1.实证

(1)风寒:猝然声音不扬,甚则嘶哑;或兼咽痒,咳嗽不爽,胸闷,鼻塞声重,寒热,头痛等症,口不渴,舌苔薄白,脉浮。或兼见口渴,咽痛,烦热,形寒,气粗,舌苔薄黄,脉浮数者。或见猝然声暗,咽痛欲咳而咳不出,恶寒身困,苔白质淡,脉沉迟或弦紧。

病机分析:风寒袭肺,会厌开合不利,故猝然声音不扬,甚至嘶哑,肺被邪遏,气失宣畅,则咳嗽咽痒、胸闷、鼻塞声重;风寒束表,则见寒热头痛、舌苔薄白、脉浮。若邪热内郁,风寒外束,又可见口渴、咽痛、气粗、烦热、形寒等"寒包热"证。若肾虚受寒,太阳少阴两感,可见恶寒身困、苔白舌淡、脉沉迟或弦紧。

(2)痰热:语声嘎哑,重浊不扬,咳痰稠黄,咽喉干痛,口干苦,或有身热。舌苔黄腻,脉滑数。

病机分析：风热犯肺，蒸液成痰，肺失清肃，故语声嘎哑，重浊不扬；痰热壅肺，则咳痰稠黄；邪热灼津，故见咽喉干痛、口苦；若风热在表，可见身热；舌苔黄腻、脉滑数乃痰热郁肺之征象。

（3）气郁：突然声哑不出，或呈发作性。常因情志郁怒悲忧引发。心烦易怒，胸闷气窒，或觉咽喉哽噎不舒。舌苔薄，脉小弦或涩滞不畅。

病机分析：郁怒伤肝，肝气侮肺，悲忧伤肺，肺气郁闭，而致突然声哑不出；肝郁化火则心烦易怒；肝气上逆，肺气不降，则胸闷气窒，咽喉如物梗阻；脉小弦、涩滞不畅，是属肝郁之候。

2.虚证

（1）肺燥津伤：声嘶，音哑，咽痛，喉燥，口干；或兼咳呛气逆，痰少而黏。舌质红少津、苔薄，脉小数。

病机分析：燥火伤肺，声道燥涩而致声嘶、音哑；燥伤肺津，咽喉失于滋润，故咽喉干燥疼痛、口干；肺失清润，燥邪灼津为痰，则咳呛气逆、痰少质黏；舌红少津，脉象小数，乃属燥热蕴肺之象。

（2）肺肾阴虚：声音嘶哑逐渐加重、日久不愈，兼见干咳少痰，甚则潮热、盗汗、耳鸣、目眩、腰膝酸软、形体日瘦。舌质红，苔少，脉细数。

病机分析：肺阴不足，病损及肾，阴精不能上承，以致声音嘶哑日渐加重，久延不愈，肺失滋润，清肃无权，则干咳少痰；阴虚内热，阴不内守，故见潮热、盗汗；肾虚肝旺，而致耳鸣、目眩；肾虚，阴精不能充养腰脊，外荣形体，故腰膝酸软、形体日瘦；舌质红、苔少、脉细数为阴虚之象。

六、治疗原则

凡属暴瘖因邪气壅遏而致窍闭者，治当宣散清疏；久瘖因精气内夺所致者，治当清润滋养，或气阴并补。具体言之，实证则辨别风寒、痰热的不同，分别予以宣、清；久瘖应区分肺燥津伤与肺肾阴虚的轻重，或润或养。病缘气郁者，气郁化火，日久也可灼伤津液，导致肺肾阴虚，因此又当注意本虚与标实之间的关系，权衡施治。

凡失音日久，经治疗效果差者，可在辨证的基础上酌配活血化瘀之品，也可径以活血化瘀为主进行治疗，如《张氏医通》论失音中即有"若膈内作痛，破瘀为先，代抵当丸最妥"的记载。

七、治法方药

(一)实证

1.风寒

治法:疏风散寒,宣肺利窍。

方药:三拗汤、杏苏散加减。麻黄、苏叶、生姜功能疏风散寒;前胡、杏仁宣肺止咳;桔梗、甘草利咽化痰。

"寒包热"者,当疏风散寒,兼清里热,方用大青龙汤,或在疏风散寒的药物上配以石膏、黄芩、知母,并合蝉蜕、木蝴蝶以利咽喉、开声音。太阳少阴两感证,可用麻黄附子细辛汤。

2.痰热

治法:清肺泻热,化痰利咽。

方药:清咽宁肺汤加减。方中桔梗、甘草清利咽喉;桑白皮、黄芩、栀子清泻肺热;前胡、知母、贝母清宣肺气、化痰止咳。并可酌情选用蝉蜕、胖大海、牛蒡子、枇杷叶等清肺泻热、利咽开音之品。

若觉痰阻咽喉,哽痛不适,加僵蚕、射干消痰利咽;内热心烦,加石膏清热除烦;痰热伤阴,口渴、咽喉肿痛,加玄参、天花粉养阴清咽。

3.气郁

治法:疏肝理气,开郁利肺。

方药:小降气汤、柴胡清肝汤加减。前方中紫苏、乌药、陈皮理气,白芍、甘草柔肝,用于肝郁暴逆、气闭为瘖;后方中柴胡疏肝,黄芩、栀子、连翘清肝泻肺,桔梗、甘草清利咽喉,用于气郁化火,有清肝散郁之功,并可兼清肺热。

对于气郁失音,尚可酌情选用百合、丹参养心解郁;厚朴花、绿萼梅、白蒺藜、合欢花疏肝解郁;川楝子泻肝降气;木蝴蝶解郁通音。

肺气郁闭,胸闷气逆,配苏子、瓜蒌皮降气化痰。忧思劳心,精神恍惚,失眠多梦者,酌配党参、远志、茯神、石菖蒲、龙齿、酸酸枣仁以安神定志。

气郁所致的失音,虽应理气解郁,但忌过用辛香之品,若病久气郁化火伤津,当酌配润燥生津之品。

(二)虚证

1.肺燥伤津

治法:清肺生津,润燥利咽。

方药:桑杏汤、清燥救肺汤加减。方中沙参、麦冬、梨皮有生津润燥之功;桑叶、枇杷叶、栀子皮清宣肺热；杏仁、贝母化痰止咳；桔梗、甘草清利咽喉。可加蝉蜕、木蝴蝶利咽喉、开声音。

若兼微寒、身热、鼻塞、头痛等表证，可酌配荆芥、薄荷以疏风透表；燥火上逆、咳呛气急加桑白皮以清润止咳；津伤较著，口咽干燥、舌红唇裂加天冬、天花粉滋润肺燥。

2.肺肾阴虚

治法：滋养肺肾，降火利咽。

方药：百合固金汤、麦味地黄丸等加减。方中百合、麦冬、熟地黄、玄参滋养肺肾，五味子、白芍滋阴敛肺，桔梗、甘草、贝母化痰利咽，当归养血活血。可酌加诃子肉、凤凰衣、木蝴蝶、蜂蜜等敛肺利咽、濡润声道之品。

虚火偏旺，潮热、盗汗、口干、心烦、颧红者，加知母、黄柏；兼有气虚、神疲、自汗、短气者，去玄参、生地黄，加黄芪、太子参。

如因用声过度，声道损伤，津气被耗而失音者，注意适当休息，避免大声说话。同时可用响声丸，每天含化1～2粒。或用桔梗、甘草、胖大海等泡茶服。也可配合养阴之剂内服，如二冬膏、养阴清肺膏等。

八、其他治法

(一)蒸汽吸入

风寒证用苏叶、藿香、佩兰、葱白各适量，水煎，趁热吸入其蒸汽。风热证用薄荷、蝉蜕、菊花、桑叶各适量，水煎，趁热吸入其蒸汽。

(二)针灸

主穴：天突、鱼际、合谷；配穴：尺泽、曲池、足三里。每天取主穴1～2个，配穴1～2个，暴瘖者用泻法，每天1次。

九、转归及预后

凡外感风寒、痰热蕴肺的失音，一般容易治疗。但燥热伤肺所致者，如迁延日久，需防其趋向肺虚劳损之途。

若肺肾阴虚，久瘖不愈，濒于虚损之境者，称为"哑劳"，每为严重征兆。如《简明医彀》指出："惟酒色过度，肾脏亏伤，不能纳气归元，气奔咽嗌，嗽痰喘胀，诸病杂糅，致气乏失音者，俗名哑劳是也，神人莫疗。"当辨病求因，分别对待。其他如因情志所伤、气郁失音，则又可呈反复性发作。

十、预防与护理

对失音患者，除药物治疗外，必须注意避免感冒，少进辛辣、厚味，并忌吸烟、饮酒。

风、寒、痰、火所致者,宜宣宜清,切忌酸敛滋腻,以免恋邪闭肺,迁延不愈。

因痰热交结或肺燥津伤者,可食用梨子、枇杷、橙子等清润生津;肺肾两虚者,可以白木耳、胡桃肉作为食疗。

因于情志郁怒所致的失音,则应避免精神刺激。

如与用声有关者,又当避免过度及高声言语,以利恢复。

第三节 肺 痨

肺痨是由于正气不足,感染痨虫,侵蚀肺脏所致的具有传染性的一种慢性虚弱性疾病,以咳嗽、咯血、潮热、盗汗及身体逐渐消瘦为其主要临床特征。因痨虫蚀肺,劳损在肺,故称肺痨。

肺痨之疾,历代医家命名甚多,概而言之有以其具有传染性而命名的,如"尸注""虫疰""劳疰""传尸""鬼疰"等,《三因极一病证方论》言:"以疰者,注也,病自上注下,与前人相似,故曰疰";有根据症状特点而命名者,如《外台秘要》称"骨蒸"、《儒门事亲》谓"劳嗽"等,而《三因极一病证方论》的"痨瘵"称谓则沿用直至晚清,因病损在肺较常见故后世一般多称肺痨。

历代医籍对本病的论述甚详,早在《黄帝内经》,对本病的临床特点即有较具体的记载,如《素问·玉机真脏论》云:"大骨枯槁,大肉陷下,胸中气满,喘息不便,内痛引肩项,身热,脱肉破䐃……"《灵枢·玉版》篇云:"咳,脱形,身热,脉小以疾",均生动地描述了肺痨的主症及其慢性消耗表现,而将其归属于"虚劳"范围。汉代张仲景《金匮要略·血痹虚劳病脉证并治》篇正式将其归属于"虚劳"病中,并指出本病的一些常见并发症,指出"苦肠鸣、马刀挟瘿者,皆为劳得之。"华佗《中藏经·传尸论》的"传尸者……或问病吊丧而得,或朝走暮游而逢……钟此病死之全,染而为疾",已认识到本病具有传染的特点,认为因与患者直接接触而得病。唐代王焘《外台秘要·传尸》则进一步说明了本病的危害:"传尸之疾……莫问老少男女,皆有斯疾……不解疗者,乃至灭门。"唐宋时期,并确立了本病的病因、病位、病机和治则。如唐代孙思邈《备急千金要方》认为"劳热生虫在肺",首先提出了病邪为"虫",把"尸注"列入肺脏病篇,明确病位主要在肺。与此同期的王焘《外台秘要》也提出"生肺虫,在肺为病",认识到肺痨是由特殊的"肺虫"引起的。病机症状方面宋代许叔微《类证普济本事方·治诸虫飞尸鬼疰》提出本病"肺虫居肺叶之内,蚀人肺系,故成瘵疾,咯血声嘶"。《三因极一病证方论》《济生方》则都提出了"痨瘵"的病名,明确地将肺痨从一般虚劳和其他疾病中独立出来,更肯定其病因"内非七情所伤,外非四气所袭""多由虫啮"的病机。至元代朱丹溪倡"痨瘵至乎阴虚"之说,突出了病机重点。葛可久《十药神书》收载了治痨十方,为我国现存的第一部治痨专著。明代《医学入门》归纳了肺痨常见的咳嗽、咯血、潮热、盗汗、遗精、腹泻等六大主症,为临床提出了诊断依据。《医学正传》则提出了"杀虫"和"补虚"的两大治疗原则,至此使肺痨的病因、病机、症状、治则、治法、方药已趋于完善。

根据本病临床表现及其传染特点,肺痨与西医学的肺结核基本相同,故凡诊断肺结核者可参照本病辨证论治。

一、病因、病机

肺痨的致病因素,不外内外两端。外因系指传染痨虫,内因则为正气虚弱,两者相互为因,痨虫传染是不可或缺的外因,正虚是发病的基础。痨虫蚀肺后,耗损肺阴,进而演变发展,可致阴虚火旺,或导致气阴两虚,甚则阴损及阳。

(一)感染"痨虫"

痨虫感染是引起本病的主要病因,而传染途径是经口鼻到肺脏,本病具有传染性。当与患者直接接触,问病看护或与患者同室寝眠、朝夕相处,都可致痨虫侵入人体为害。痨虫侵袭肺脏,腐蚀肺叶,肺体受损,耗伤肺阴,肺失滋润,清肃失调而发生肺痨咳嗽;如损伤肺中络脉,血溢脉外则咯血;阴虚火旺,迫津外泄,则潮热、盗汗。《三因极一病证方论·劳瘵诸证》指出:"诸证虽曰不同,其根多有虫啮其心肺。"明确提出痨虫传染是形成本病的唯一因素。

(二)正气虚弱

禀赋不足,或后天嗜欲无度,酒色不节,忧思劳倦,损伤脏腑,或大病久病之后失于调治,如麻疹、外感久咳及产后等,耗伤气血精液,或营养不良,体虚不复,均可致正气亏虚,抗病力弱,使痨虫乘虚袭入,侵蚀肺体而发病。《古今医统·痨瘵》云:"凡人平素保养元气,爱惜精血,瘵不可得而传,惟夫纵欲多淫,苦不自觉,精血内耗,邪气外乘。"并提出"气虚血痿,最不可入痨瘵之门……皆能乘虚而染触"即是此意。

总之,本病病因是感染痨虫为患,而正虚是发病的关键。正气旺盛,虽然感染痨虫但可不一定发病,正气虚弱则感染后易于致病。另一方面感染痨虫后,正气的强弱不仅决定了病情的轻重,又决定病变的转归,这也是有别于其他疾病的特点。

本病的病位在肺。肺主气,司呼吸,受气于天,吸清呼浊。若肺脏本体虚弱,卫外不固,或因其他脏腑病变损伤肺脏,导致肺虚,则"痨虫"极易犯肺,侵蚀肺脏而发病。病机性质以阴虚为主,故临床上多见干咳,咽燥,以及喉痛声嘶等肺系症状。由于脏腑之间有互相资生和制约的关系,肺脏亏虚日久,必然会影响其他脏腑,其中与脾肾关系最为密切,同时也可涉及心肝。脾为肺之母,肺虚耗夺母气以自养,则致脾虚;脾虚不能化水谷为精微而上输以养肺,则肺脏益弱,故易致肺脾同病,土不生金,肺阴虚与脾气虚两候同时出现,症见神疲懒言、四肢乏力、食少便溏、身体消瘦等脾虚症状。肺肾相生,肾为肺之子,肺阴虚,肾失滋生之源,或肾阴虚相火灼金,上耗母气,则可致肺肾两虚,相火内炽,常伴见骨蒸、潮热、咯血、男子遗精、女子月经不调等症状。若肺虚不能治肝,肾虚不能养肝,肝火偏旺,上逆侮肺,可见性急善怒,胁肋掣痛,并加重咳嗽、咯血。如肺虚心火乘克,肾虚水不济火,可伴见虚烦不寐、盗汗等症,甚则肺虚不能佐心治节血脉之运行,而致气虚血瘀,出现气短、心慌、唇紫等症。概括而言,初起肺体受损,肺阴耗伤,肺失滋润,病位在肺,继而肺脾同病,导致气阴两伤,或肺肾同病,而致阴虚火旺。后期脾、肺、肾三脏皆损,阴损及阳,元气耗伤,阴阳两虚。

二、诊断

(1)咳嗽、咯血、潮热、盗汗、身体明显消瘦为典型表现。不典型者诸症可以不必俱见,初起仅微有咳嗽、疲乏无力,身体逐渐消瘦,食欲缺乏,偶或痰中夹有少量血丝等。

(2)常有与肺痨患者的长期接触史。

三、相关检查

(1)肺部病灶部位呼吸音减弱,或闻及支气管呼吸音及湿啰音。

(2)X线胸片、痰涂片或培养结核分枝杆菌、血沉、结核菌素试验等检查有助于诊断。

四、鉴别诊断

(一)虚劳

同属于虚损类疾病的范围,病程较长。肺痨具有传染性,是一个独立的慢性传染性疾病;虚劳是由于脏腑亏损,元气虚弱而致的多种慢性疾病虚损证候的总称,不具传染性。肺痨病位主要在肺,病机主在阴虚,而虚劳五脏并重,以脾肾为主,病机以气血阴阳亏虚为要。肺痨是由正气亏虚,痨虫蚀肺所致,有其发生发展及演变规律,以咳嗽、咯血、潮热、盗汗为特征;而虚劳缘由内伤亏损,为多脏气血阴阳亏虚,临床特征表现多样,病情多重。

(二)肺痿

肺痿是由肺部多种慢性疾病后期转归而成,如肺痈、肺痨、久嗽、久喘等导致肺叶痿弱不用,俱可成痿,临床以咳吐浊唾涎沫为主症,不具传染性;而肺痨是以咳嗽、咳血、潮热、盗汗为特征,由传染痨虫所致具有传染性,但少数肺痨后期迁延不复可以转为肺痿。

(三)肺痈

肺痨和肺痈都有咳嗽、发热、汗出。但肺痈是肺叶生疮,形成脓疡,临床以咳嗽、胸痛、咳吐腥臭浊痰,甚则脓血相兼为主要特征的一种疾病,发热较高,为急性病,病程较短,病机是热壅血瘀,属实热证;而肺痨的临床特点是有咳嗽、咳血、潮热、盗汗四大主症,起病缓慢,病程较长,为慢性病,病机是以肺阴亏虚为主,具有传染性。

(四)肺癌

肺癌与肺痨都有咳嗽、咯血、胸痛、发热、消瘦等症状。但肺痨多发于中青年,若发生在40岁以上者,往往在青少年时期有肺痨史;而肺癌则好发于40岁以上的中老年男性,多有吸烟史,表现为呛咳、顽固性干咳,持续不愈,或反复咯血,或顽固性胸痛、发热,伴进行性消瘦、疲乏等。肺痨经抗结核治疗有效,肺癌经抗结核治疗则病情继续恶化。此外,借助西医诊断方法,有助于两者的鉴别。

五、辨证论治

(一)辨证要点

1.辨病机属性

本病的辨证,须按病机属性,结合脏腑病机进行,故宜区别阴虚、阴虚火旺、气虚的不同,掌握与肺与脾肾的关系。临床一般以肺阴亏虚为主为先,如进一步演变发展,则表现为阴虚火旺,或气阴耗伤,甚或阴阳两虚。病变主脏在肺,以阴虚为主,阴虚火旺者常肺肾两虚,并涉及心肝;气阴耗伤者多肺脾同病;久延病重,由气及阳,阴阳两虚者肺、脾、肾三脏皆损。

2.辨病情轻重

一般初起病情多轻,微有咳嗽,偶或痰中有少量血丝,咽干低热,疲乏无力,逐渐消瘦;继而咳嗽加剧,干咳少痰或痰多,时时咳血,甚则大量咯血,胸闷气促,午后发热,或有形寒,两颧红艳,唇红口干,盗汗失眠,心烦易怒,男子梦遗失精,女子月经不调或停闭,如病重而未能及时治疗,可出现音哑气喘,大便溏泄,肢体水肿,面唇发紫,甚至大骨枯槁,大肉陷下,骨髓内消,肌肤甲错。

3.辨证候顺逆

肺痨顺证表现为虽肺阴亏虚但元气未衰,胃气未伤,饮食如恒,虚能受补,咳嗽日减,脉来有根,无气短不续,无大热或低热转轻,无痰壅咯血,消瘦不著。逆证表现为骨蒸发热,持续不解;胃气大伤,食少纳呆,便溏肢肿;大量咯血,反复发作,短气不续,动则大汗,大肉脱陷,声音低微;虚不受补,脉来浮大无根,或细而数疾。

(二)治疗原则

本病的治疗原则是补虚培元和抗痨杀虫,正如《医学正传·劳极》所提出的"一则杀其虫,以绝其根本,一则补其虚,以复其真元"为其两大治则。根据患者体质强弱而分别主次,但尤需重视补虚培元,增强正气,以提高抗痨杀虫的能力。调补脏腑重点在肺,并应重视脏腑整体关系,同时兼顾补脾益肾。治疗大法应根据"主乎阴虚"的病机特点,以滋阴为主,火旺者兼以降火,如合并气虚、阳虚见证者,又当同时兼以益气或温阳。杀虫主要是针对病因治疗,选用具有抗痨杀虫作用的中草药。

(三)分证论治

1.肺阴亏损

主症:干咳,咳声短促,咳少量黏痰,或痰中有时带血,如丝如点,色鲜红。

兼次症:午后自觉手足心热,皮肤干灼,咽干口燥,或有少量盗汗,胸闷乏力。

舌脉:舌边尖红,苔薄少津;脉细或兼数。

分析:痨虫蚀肺,损伤肺阴,阴虚肺燥,肺失滋润,清肃失调故干咳少痰,咳声短促、胸闷乏力;肺损络伤,故痰中带血如丝如点,色鲜红;阴虚生热,虚热内灼,故手足心热,皮肤灼热;阴虚津少,无以上承则口燥咽干,皮肤干燥;舌红,苔薄少津,脉细或兼数,为阴虚有热之象。

治法:滋阴润肺,清热杀虫。

方药:月华丸加减。本方功在补虚杀虫,养阴止咳,化痰止血,是治疗肺痨的基本方。方中沙参、麦冬、天冬、生地黄、熟地黄滋阴润肺；百部、川贝母润肺止咳，兼能杀虫；阿胶、三七止血和营；桑叶、菊花清肃肺热；山药、茯苓甘淡健脾益气，培土生金，以资生化之源。可加百合、玉竹滋补肺阴。若咳嗽频而痰少质黏者，可合甜杏仁、蜜紫菀、海蛤壳以润肺化痰止咳；痰中带血较多者，宜加白及、仙鹤草、白茅根、藕节等以和络止血；若低热不退，可配银柴胡、地骨皮、功劳叶、胡黄连等以清退虚热，兼以杀虫；若久咳不已，声音嘶哑者，于前方中加诃子皮、木蝴蝶、凤凰衣等以养肺利咽，开音止咳。

2.阴虚火旺

主症：咳呛气急，痰少质黏，反复咯血，量多色鲜。

兼次症：五心烦热，两颧红赤，心烦口渴，骨蒸潮热，盗汗量多，形体日益消瘦，或吐痰黄稠量多，或急躁易怒，胸胁掣痛，失眠多梦，或男子遗精，女子月经不调。

舌脉：舌红绛而干，苔薄黄或剥；脉细数。

分析：肺虚及肾，肺肾阴伤，虚火内迫，气失润降而上逆，故咳呛、气急；虚火灼津，炼液成痰，故痰少质黏；若火盛热壅痰蕴，则咳痰黄稠量多；虚火伤络，迫血妄行故反复咯血，色鲜量多；肺肾阴虚，君相火旺，故午后潮热、颧红骨蒸、五心烦热；营阴夜行于外，虚火迫津外泄故盗汗；肾阴亏虚，肝失所养，心肝火盛故性急易怒、失眠多梦；肝经布两胁，穿膈入肺，肝肺络脉失养，则胸胁掣痛；相火偏旺，扰动精室则梦遗失精；阴血亏耗，冲任失养则月经不调，阴精亏损，不能充养身体则形体日瘦；舌红绛而干，苔黄或剥，脉细数，乃阴虚火旺之征。

治法：补益肺肾，滋阴降火。

方药：百合固金汤合秦艽鳖甲散加减。百合固金汤功能滋养肺肾，用于阴虚阳浮，肾虚肺燥，咳痰带血，烦热咽干者。本方用百合、麦冬、玄参、生地黄滋阴润肺生津，当归、白芍、熟地黄养血柔肝，桔梗、贝母、甘草清热化痰止咳。秦艽鳖甲散滋阴清热除蒸，用于阴虚骨蒸，潮热盗汗等证。方中秦艽、青蒿、柴胡（用银柴胡）、地骨皮退热除蒸，鳖甲、知母、乌梅、当归滋阴清热，另加百部、白及止血杀虫。若火旺较甚，热象明显者，当增入胡黄连、黄芩苦寒泻火、坚阴清热；若咳痰黄稠量多，酌加桑白皮、竹茹、海蛤壳、鱼腥草等以清热化痰；咯血较著者，加牡丹皮、藕节、紫珠草、醋制大黄等，或配合十灰散以凉血止血；盗汗较著，加五味子、碧桃干、糯稻根、浮小麦、煅龙骨、煅牡蛎等敛阴止汗；胸胁掣痛者，加川楝子、延胡索、广郁金等以和络止痛；烦躁不寐加酸酸枣仁、夜交藤、龙齿宁心安神；若遗精频繁，加黄柏、山茱萸、金樱子泻火涩精。服本方碍脾腻胃者可酌加佛手、香橼醒脾理气。

3.气阴耗伤

主症:咳嗽无力,痰中偶夹有血,血色淡红,气短声低。

兼次症:神疲倦怠,食少纳呆,面色㿠白,午后潮热但热势不剧,盗汗颧红,身体消瘦。

舌脉:舌质嫩红,边有齿痕,苔薄,或有剥苔;脉细弱而数。

分析:本证为肺脾同病,阴伤及气,清肃失司,肺不主气则咳嗽无力;气阴两虚,肺虚络损则痰中夹血,虚火不著故血色淡红;肺阴不足,阴虚内热,则午后潮热、盗汗、颧红;子盗母气,脾气亏损,肺脾两虚,宗气不足,故气短声低,神疲倦怠,面色㿠白;脾虚失运,故食少纳呆,聚湿成痰,则咳痰色白;舌质嫩红,边有齿痕,脉细弱而数,苔薄或剥为肺脾同病,气阴两虚之象。

治法:养阴润肺,益气健脾。

方药:保真汤加减。本方功能补气养阴,兼清虚热。药用太子参、黄芪、白术、茯苓补益肺脾之气,麦冬、天冬、生地黄、五味子滋养润肺之阴,当归、白芍、熟地黄滋补阴血;陈皮理气运脾;知母、黄柏、地骨皮、柴胡滋阴清热。并可加冬虫夏草、百部、白及以补肺杀虫;若咳嗽痰白者,可加姜半夏、橘红等燥湿化痰;咳嗽痰稀量多,可加白前、紫菀、款冬花、苏子温润止咳;咯血色红量多者加白及、仙鹤草、地榆等凉血止血药,色淡红者,可加山萸肉、阿胶、仙鹤草、三七等,配合补气药,共奏补气摄血之功;若骨蒸盗汗者,酌加鳖甲、牡蛎、五味子、地骨皮、银柴胡等以益阴除蒸敛汗;如纳少腹胀,大便溏薄者,加扁豆、薏苡仁、莲肉、山药、谷芽等甘淡健脾之品,并去知母、黄柏苦寒伤中及地黄、当归、阿胶等滋腻碍胃之品。

4.阴阳两虚

主症:咳逆喘息少气,痰中或夹血丝,血色暗淡,形体羸弱,劳热骨蒸,面浮肢肿。

兼次症:潮热,形寒,自汗,盗汗,声嘶或失音,心慌,唇紫,肢冷,或见五更泄泻,口舌生糜,大肉尽脱,男子滑精阳痿,女子经少、经闭。

舌脉:舌质光红少津,或淡胖边有齿痕;脉微细而数,或虚大无力。

分析:久痨不愈,阴伤及阳,则成阴阳俱损,肺、脾、肾多脏同病之证,为本病晚期证候,病情较为严重。精气虚损,无以充养形体,故形体羸弱,大肉尽脱;肺虚失降,肾虚不纳,则咳逆、喘息、少气;肺虚失润,金破不鸣故声嘶或失音;肺肾阴虚,虚火内盛,则劳热骨蒸、潮热盗汗;虚火上炎则口舌生糜;脾肾两虚,水失运化,外溢于肌肤则面浮肢肿;病及于心,心失所养,血行不畅则心慌、唇紫;"阳虚生外寒"则自汗、肢冷、形寒;脾肾两虚,肾虚不能温煦脾土,则五更泄泻;精亏失养,命门火衰,故男子滑精阳痿;精血不足,冲任失充,故女子经少、经闭;舌质光红少津,或淡胖边有齿痕,脉微细而数,或虚大无力,乃阴阳俱衰之象。

治法:温补脾肾,滋阴养血。

方药:补天大造丸加减。本方功在温养精气,培补阴阳,用于肺痨五脏俱伤,真气亏损之证。方中人参、黄芪、白术、山药、茯苓补益肺脾之气;枸杞子、熟地黄、白芍、龟甲培补肺肾之阴;鹿角胶、紫河车、当归滋补精血以助阳气;酸酸枣仁、远志宁心安神。另可加百合、麦冬、阿胶、山茱萸滋补肺肾;若肾虚气逆喘息者,配冬虫夏草、蛤蚧、紫石英、诃子摄纳肾气;心慌者加丹参、柏子仁、龙齿镇心安神;见五更泄泻,配煨肉蔻、补骨脂补火暖土,并去地黄、阿胶等滋腻碍脾之品。阳虚血瘀,唇紫,水停肢肿者,加红花、泽兰、益母草、北五加皮温阳化瘀行水,咳血不止加云南白药。总之阴阳两虚证是气阴耗伤的进一步发展,因下损及肾,阴伤及阳而致,病情深重,当注意温养精气,以培根本。

六、转归预后

肺痨的转归预后主要取决于患者正气的盛衰、病情的轻重和治疗是否及时。若肺损不著,正气尚盛,或诊断及时,早期治疗,可逐渐康复;若邪盛正虚,正不胜邪,或误诊失治,邪气壅盛,病情可加重,甚至恶化,由肺虚渐及脾、肾、心、肝,由阴及气及阳,形成五脏皆损。若正气亏虚,正邪相持,可致病情慢性迁延。从证候而言,初期主要为阴虚肺燥,若失治误治,一则向气阴耗伤转化,久治不愈阴损及阳,可成阴阳两虚,此时多属晚期证候;另有少数阴虚火旺者,伤及肺络,大量咯血可生气阴欲脱危候,预后不良。正如《明医杂著》说:"此病治之于早则易,若到肌肉销铄,沉困着床,沉伏细数,则难为矣。"

第四节　肺　痈

肺痈是指由于热毒血瘀,壅滞于肺,以致肺叶生疮,形成脓疡的一种病证。临床表现以咳嗽,胸痛,发热,咳吐腥臭浊痰,甚则脓血相兼为主要特征。

一、病因、病机

本病主要是风热火毒,壅滞于肺,热盛血瘀,蕴酿成痈,血败肉腐化脓,肺络损伤而致本病。病位在肺,病理性质属实属热。热壅血瘀是成痈化脓的病理基础。

(一)感受外邪

多为风热毒邪,经口鼻或皮毛侵袭肺脏;或因风寒袭肺,未得及时表散,内蕴不解,郁而化热,邪热薰肺,肺失清肃,肺络阻滞,以致热壅血瘀,蕴毒化脓而成痈。

(二)痰热内盛

平素嗜酒太过,或嗜食辛辣煎炸厚味,蕴湿蒸痰化热,熏灼于肺,或原有其他宿疾,肺经及他脏痰浊瘀热,蕴结日久,熏蒸于肺,以致热盛血瘀,蕴酿成痈。

二、辨证论治

(一)辨证要点

辨病程阶段,初期辨证总属实证,热证。一般按病程的先后划分为初期、成痈期、溃脓期、恢复期 4 个阶段。初期痰白或黄,量少,质黏,无特殊气味;成痈期痰呈黄绿色,量多、质黏稠有腥臭;溃脓期为脓血痰,其量较多,质如米粥,气味腥臭异常;恢复期痰色较黄,量减少,其质清稀,臭味渐轻。

(二)类证鉴别

风温:风温起病多表现为发热、恶寒、咳嗽、气急、胸痛等,但肺痈之寒战、高热、胸痛、咳吐浊痰明显,且喉中有腥味,与风温有别。且风温经正确及时治疗,一般邪在气分而解,多在 1 周内身热下降,病情向愈。如病经 1 周,身热不退或更盛,或退而复升,咳吐浊痰,喉中腥味明显,应进一步考虑有肺痈之可能。

(三)治疗原则

肺痈属实热证,治疗以祛邪为总则,清热解毒,化瘀排脓是治疗肺痈的基本原则。初期治以清肺散邪;成痈期则清热解毒,化瘀消痈;溃脓期治疗应排脓解毒;恢复期对阴伤气耗者治以养阴益气,如久病邪恋正虚者,当扶正祛邪,补虚养肺。

(四)分证论治

1.初期

(1)证候:恶寒发热,咳嗽,胸痛,咳时尤甚。咳吐白色黏痰,痰量由少渐多,呼吸不利,口干鼻燥。舌质淡红,舌苔薄黄或薄白少津。脉浮数而滑。

(2)治法:疏散风热,清肺散邪。

(3)方药:银翘散加减。

2.成痈期

(1)证候:身热转甚,时时振寒,继则壮热,胸满作痛,转侧不利,咳吐黄稠痰,或黄绿色痰,自觉喉间有腥味。咳嗽气急,口干咽燥,烦躁不安,汗出身热不解。舌质红,舌苔黄腻。脉滑数有力。

(2)治法:清肺解毒,化瘀消痈。

(3)方药:千金苇茎汤合如金解毒散加减。

3.溃脓期

(1)证候:咳吐大量脓血痰,或如米粥,腥臭异常,有时咯血,胸中烦满而痛,甚则气喘不能卧。身热,面赤,烦渴喜饮。舌质红或绛,苔黄腻,脉滑数。

(2)治法:排脓解毒。

(3)方药:加味桔梗汤加减。

4.恢复期

(1)证候:身热渐退,咳嗽减轻,咯吐脓血渐少,臭味不甚,痰液转为清稀。精神渐振,食欲渐增,或见胸胁隐痛,不耐久卧,气短,自汗,盗汗,低热,午后潮热,心烦,口燥咽干,面色不华,形体消瘦,精神萎靡;或见咳嗽,咳吐脓血痰日久不净,或痰液一度清稀而复转臭浊,病情时轻时重,迁延不愈。舌质红或淡红,苔薄,脉细或细数无力。

(2)治法:养阴益气清肺。

(3)方药:沙参清肺汤或桔梗杏仁煎加减。

第五节 肺   痿

肺痿是指肺叶痿弱不用,临床以咳吐浊唾涎沫为主症,为肺脏的慢性虚损性疾病。《金匮要略心典·肺痿肺痈咳嗽上气病脉证治》中说:"痿者萎也,如草木之萎而不荣。"用形象比喻的方法以释其义。

一、源流

肺痿之病名,最早记载于仲景的《金匮要略》。该书将肺痿列为专篇,对肺痿的主症特点、病因、病机、辨证均做了较为系统的介绍。如《金匮要略·肺痿肺痈咳嗽上气病脉证并治》说:"寸口脉数,其人咳,口中反有浊唾涎沫者何?师曰:为肺痿之病"。"肺痿,吐涎沫而不咳者,其人不渴,必遗尿,小便数,所以然者,以上虚不能制下故也"。隋·巢元方在《金匮要略》的基础上,对本病的成因、转归等做了进一步探讨。其在《诸病源候论·肺痿候》论及肺痿曰:"肺主气,为五脏上盖,气主皮毛,故易伤于风邪,风邪伤于腑脏,而血气虚弱,又因劳役,大汗之后,或经大下,而亡津液,津液竭绝,肺气壅塞,不能宣通诸脏之气,因成肺痿也"。明确认为是外邪犯肺,或劳役过度,或大汗之后,津液亏耗,肺气受损,壅塞而成。并指出其预后、转归与咳吐涎沫之爽或不爽、小便之利或不利、咽燥之欲饮或不欲饮等都有关联,如"咳唾咽燥,欲饮者,必愈。欲咳而不能咳,唾干沫而小便不利者,难治"。唐·孙思邈《备急千金要方·肺痿门》将肺痿分为热在上焦及肺中虚冷二类,认为"肺痿虽有寒热之分,从无实热之例。"清·李用粹结合丹溪之说,对肺痿的病因、病机、证候特点做了简要而系统的归纳。如《证治汇补·胸膈门》说:"久嗽肺虚,寒热往来,皮毛枯燥,声音不清,或嗽血线,口中有浊唾涎沫,脉数而虚,为肺痿之病。因津液重亡,火炎金燥,如草木亢旱而枝叶萎落也。"《张氏医通·肺痿》对肺痈和肺痿的鉴别,进行了分析比较,提出"肺痈属在有形之血……肺痿属在无形之气。"

综上所述,历代医家共同认识到肺痿是多种肺系疾病的慢性转归,故常与相关疾病合并叙述,单独立论者较少,并且提示肺痈、肺痨、久嗽、喘哮等伤肺,均有转化成为肺痿的可能。如明·王肯堂将肺痿分别列入咳嗽门和血证门论述,《证治准绳·诸气门》说:"肺痿,或咳沫,或咳血,今编咳沫者于此,咳血者入血证门。"《证治准绳·诸血门》还认为"久嗽咳血成肺痿"。戴原礼在《证治要诀·诸嗽门》中提到:"劳嗽,有久嗽成劳者,有因病劳久嗽者,其证寒热往来,或独热无寒,咽干嗌痛,精神疲极,所嗽之痰,或脓、或时有血,腥臭异常。"戴氏所指劳嗽之临床表现与肺痿有相似之处。陈实功《外科正宗·肺痈论》中说:"又久嗽劳伤,咳吐痰血,寒热往来,形体消削,咯吐瘀脓,声哑咽痛,其候传为肺痿。"指出肺痈溃后,热毒不净,伤阴耗气,可以转为肺痿。唐·王焘《外台秘要·咳嗽门》引许仁则论云:"又肺气嗽,经久将成肺痿,其状不限四时冷热,昼夜嗽常不断,唾白如雪,细末稠粘,喘息气上,乍寒乍热,发作有时,唇口喉舌干焦,亦有时唾血者,渐觉瘦悴,小便赤,颜色青白毛耸,此亦成蒸。"说明肺痨久嗽,劳热熏肺,肺阴大伤,进一步发展则成肺痿;它如内伤久咳,或经常喘哮发作,伤津耗气,亦可形成肺痿。

在肺痿的治法方面，《金匮要略·肺痿肺痈咳嗽上气病脉证并治》对肺痿的治疗原则也做了初步的探讨，认为应以温法治之。清·李用粹《证治汇补·胸膈门》说："治宜养血润肺，养气清金。"喻嘉言《医门法律》对本病的理论认识和治疗原则做了进一步的阐述，此后，有的医家主张用他创制的清燥救肺汤治疗虚热肺痿。张璐在其《张氏医通·肺痿》按喻嘉言之论将肺痿的治疗要点概括为"缓而图之，生胃津，润肺燥，下逆气，开积痰，止浊唾，补真气"，旨在"以通肺之小管""以复肺之清肃。"这些证治要点，理义精深，非常切合实用。

在肺痿的选方用药方面，《金匮要略》设甘草干姜汤以温肺中虚冷。唐·孙思邈《备急千金要方·肺痿门》指出虚寒肺痿可用生姜甘草汤、甘草汤，虚热肺痿可用炙甘草汤、麦冬汤、白虎加人参汤，对《金匮要略》的治法，有所补充。清·李用粹《证治汇补·胸膈门》主张根据本病的不同阶段分别施治："初用二地二冬汤以滋阴，后用门冬清肺饮以收功。"沈金鳌《杂病源流犀烛·肺病源流》进一步对肺痿的用药忌宜等做了补充，他说："其证之发，必寒热往来自汗，气急，烦闷多唾，或带红线脓血，宜急治之，切忌升散辛燥温热……大约此证总以养肺、养气、养血、清金降火为主。"可谓要言不烦。

二、病因、病机

本病病因可分久病损肺和误治津伤两个方面，而以前者为主。病变机制为肺虚津气失于濡养所致。

（一）久病损肺

如痰热久嗽，热灼阴伤；或肺痨久嗽，虚热内灼，耗伤阴津；肺痈余毒未清，灼伤肺阴；或消渴津液耗伤；或热病之后，邪热伤津，津液大亏，以致热壅上焦，消灼肺津，变生涎沫，肺燥阴竭，肺失濡养，日渐枯萎。若大病久病之后，耗伤阳气；或内伤久咳，冷哮不愈，肺虚久喘等，肺气日耗，渐伤及阳；或虚热肺痿日久，阴伤及阳，亦可致肺虚有寒，气不化津，津液失于温摄，反为涎沫，肺失濡养，肺叶渐痿不用。此即《金匮要略》所谓"肺中冷"之类。

（二）误治津伤

因医者误治，滥用汗、吐、下等治法，重亡津液，肺津大亏，肺失濡养，发为肺痿。如《金匮要略·肺痿肺痈咳嗽上气病脉证并治》说："热在上焦者，因咳为肺痿，肺痿之病……或从汗出，或从呕吐，或从消渴，小便利数，或从便难，又被快药下利，重亡津液，故得之。"

综上所述，本病总由肺虚，津气大伤，失于濡养，以致肺叶枯萎。其病位在肺,但与脾、胃、肾等脏腑密切相关。脾虚气弱,无以生化、布散津液,或胃阴耗伤,胃津不能上输养肺,土不生金,均可致肺燥津枯,肺失濡养;久病及肾,肾气不足,气化失司,气不化津,或因肾阴亏耗,肺失濡养,亦可发为肺痿。

因发病机制的不同,肺痿有虚热、虚寒之分。虚热肺痿,一为本脏自病所转归,一由失治误治,或它脏之病导致。因热在上焦,消亡津液,阴虚生内热,津枯则肺燥,肺燥且热,清肃之令不行,脾胃上输之津液转从热化,煎熬而成涎沫,或因脾阴胃液耗伤,不能上输于肺,肺失濡养,遂致肺叶枯萎。虚寒肺痿为肺气虚冷,不能温化布散脾胃上输之津液,反而聚为涎沫,复因治节无权,上虚不能制下,膀胱失于约束,而小便不禁。《金匮要略心典·肺痿肺痈咳嗽上气病》说:"盖肺为娇脏,热则气灼,故不用而痿;冷则气沮,故亦不用而痿也。遗尿,小便数者,肺金不用而气化无权,斯膀胱无制而津液不藏也。"指出肺主气化,为水之上源,若肺气虚冷,不能温化、固摄津液,由气虚导致津亏,肺失濡养,亦可渐致肺叶枯萎不用。

三、诊断

(1)有反复发作的特点。

(2)有肺系内伤久咳病史,如痰热久嗽,或肺痨久咳,或肺痈日久,或冷哮久延等。

(3)临床表现以咳吐浊唾涎沫、胸闷气短为主症。

四、病证鉴别

肺痿为多种慢性肺系疾病转化而来,既应注意肺痿与其他肺系疾病的鉴别,又要了解其相互联系。

(一)肺痈

肺痿以咳吐浊唾涎沫为主症,而肺痈以咳则胸痛,吐痰腥臭,甚则咳吐脓血为主症。虽然多为肺中有热,但肺痈属实,肺痿属虚,肺痈失治久延,可以转为肺痿。

(二)肺痨

肺痨主症为咳嗽,咳血,潮热,盗汗等,与肺痿有别。肺痨后期可以转为肺痿重症。

五、辨证

(一)辨证要点

主要辨虚热虚寒,虚热证易火逆上气,常伴咳逆喘息,虚寒证常见上不制下,小便频数或遗尿。

(二)辨证候

1.虚热证

咳吐浊唾涎沫,其质较黏稠,或咳痰带血,咳声不扬,甚则音哑,气急喘促,口渴咽燥,午后潮热,形体消瘦,皮毛干枯,舌红而干,脉虚数。

病机分析:肺阴亏耗,虚火内炽,肺失肃降,则气逆咳喘。热灼津液成痰,故咳吐浊唾涎沫,其质黏稠。燥热伤津,津液不能濡润上承,故咳声不扬,音哑,咽燥,口渴。阴虚火旺,灼伤肺络,则午后潮热,咯痰带血。阴津枯竭,内不能洒陈脏腑,外不能充身泽毛,故形体消瘦,皮毛干枯。舌红而干,脉虚数,乃是阴枯热灼之象。

2.虚寒证

咳吐涎沫,其质清稀量多,不渴,短气不足以息,头眩,神疲乏力,食少,形寒,小便数,或遗尿,舌质淡,脉虚弱。

病机分析:肺气虚寒,气不化津,津反为涎,故咳吐多量清稀涎沫。阴津未伤故不渴。肺虚不能主气,则短气不足以息。脾肺气虚则神疲食少。清阳不升故头眩。阳不卫外则形寒。上虚不能制下,膀胱失约,故小便频数或遗尿。舌质淡,脉虚弱,皆属气虚有寒之征。

3.寒热夹杂证

虚热及虚寒证状可以同时出现,或虚热证状较多,或虚寒证状较多,如咳唾脓血,咽干口燥,同时又有下利肢凉,形寒气短等,即是上热下寒证。其他情况亦可出现,可根据临床证候分析之。

六、治疗

(一)治疗要点

治疗总以补肺生津为原则。虚热证,治当生津清热,以润其枯;虚寒证,治当温肺益气,而摄涎沫。寒热夹杂证,治当寒热平调,温清并用。

临床以虚热证为多见,但久延伤气,亦可转为虚寒证。治应时刻注意保护津液,重视调理脾肾。脾胃为后天之本,肺金之母,培土有助于生金;肾为气之根,司摄纳,温肾可以助肺纳气,补上制下。不可妄投燥热之药,以免助火伤津,亦忌苦寒滋腻之品碍胃,切勿使用峻剂驱逐痰涎,犯虚虚之戒。

(二)分证论治

1.虚热证

治法:滋阴清热,润肺生津。

方药:麦冬汤合清燥救肺汤加减。前方润肺生津,降逆下气,用于咳嗽气逆,咽喉干燥不利,咳痰黏浊不爽。后方养阴润燥,清金降火,用于阴虚燥火内盛,干咳痰少,咽痒气逆。

药用麦冬滋阴润燥;太子参益气生津;甘草、大枣、粳米甘缓补中;伍入半夏下气降逆,止咳化痰,以辛燥之品,反佐润燥之功;桑叶、石膏清泻肺经燥热;阿胶、麦冬、胡麻仁以滋肺养阴;杏仁、枇杷叶可化痰止咳。

如火盛,出现虚烦、咳呛、呕逆者,则去大枣,加竹茹、竹叶清热和胃降逆。如咳吐浊黏痰,口干欲饮,则可加天花粉、知母、川贝母清热化痰。津伤甚者加沙参、玉竹以养肺津。潮热加银柴胡、地骨皮以清虚热,退蒸。

2.虚寒证

治法:温肺益气。

方药:甘草干姜汤或生姜甘草汤加减。前方甘辛合用,甘以滋液,辛以散寒。后方则以补脾助肺,益气生津为主。

药用甘草入脾益肺,取甘守津回之意;干姜温肺脾,使气能化津,水谷归于正化,则吐沫自止。肺寒不著者亦可改用生姜以辛散宣通,并取人参、大枣甘温补脾,益气生津。

另可加白术、茯苓增强健脾之功;尿频、涎沫多者加煨益智仁;喘息、短气可配钟乳石、五味子,另吞蛤蚧粉。

3.寒热夹杂证

治法:寒热平调,温清并用。

方药:麻黄升麻汤加减。本方温肺散寒与清热润肺并用,适合于寒热夹杂,肺失润降之咽喉不利,咳唾脓血等症。

药用麻黄、升麻以发浮热;用当归、桂枝、生姜以散其寒;用知母、黄芩寒凉清其上热;用茯苓、白术以补脾;用白芍以敛逆气;用葳蕤、麦冬、石膏、甘草以润肺除热。

七、单方验方

(1)紫河车1具,研末,每天1次,每服3 g,适用于虚寒肺痿。

(2)熟附块、淫羊藿、黄芪、白术、党参各 9 g,补骨脂 12 g,茯苓、陈皮、半夏各 6 g,炙甘草 4.5 g,用于虚寒肺痿。

(3)山药 30 g,太子参 15 g,玉竹 15 g,桔梗 9 g,用于肺痿气虚津伤者。

(4)百合 30 g 煮粥,每天 1 次,适用于虚热肺痿。

(5)银耳 15 g,冰糖 10 g,同煮内服,适用于虚热肺痿。

(6)冬虫夏草 10～15 g,百合 15 g,鲜胎盘半个,鲜藕 50 g,隔水炖服,隔天 1 次,连服 10～15 次为 1 个疗程。

(7)新鲜萝卜 500 g,白糖适量。将萝卜洗净切碎,用洁净纱布绞取汁液,加白糖调服。每天 1 次,常服。

(8)夏枯草 15～25 g,麦冬 15 g,白糖 50 g。先将夏枯草、麦冬用水煎 10～15 分钟,再加白糖煮片刻,代茶饮,每天 1 剂,常服。用于虚热肺痿。

八、中成药

(一)六味地黄丸

1.功能与主治

滋阴补肾。用于虚热肺痿。

2.用法与用量

口服,一次 8 粒,一天 3 次。

(二)金匮肾气丸

1.功能与主治

温补肾阳。用于虚寒肺痿。

2.用法与用量

口服,一次 8 粒,一天 3 次。

(三)补中益气口服液

1.功能与主治

补中益气,升阳举陷。用于肺痿脾胃气虚,见发热、自汗、倦怠等症者。

2.用法与用量

口服,一次 1 支,一天 3 次。

(四)参苓白术散

1.功能与主治

益气健脾,和胃渗湿。用于肺痿脾胃虚弱,见食少便溏,或吐或泻,胸脘胀闷,四肢乏力等症者。

2.用法与用量

口服,一次 5 g,一天 3 次。

(五)琼玉膏

1.功能与主治

滋阴润肺,降气安神。用于虚热肺痿。

2.用法与用量

口服,一次 1 勺,一天 2 次。

九、其他疗法

艾条点燃,对准足三里穴,并保持一定距离,使局部有温热感、皮肤微红为度。艾灸时间一般为 10～15 分钟,每天 1 次。用于虚寒肺痿。

第二章

脾胃系病证

第一节　嘈　杂

一、概念

嘈杂俗名"嘈心""烧心症",是指胃中空虚,似饥非饥,似辣非辣,似痛非痛,胸膈懊憹,莫可名状的一种病症,常兼有嗳气、吐酸等,亦可单独出现,常见于西医学的功能性消化不良、反流性食管炎、慢性胃炎和消化性溃疡等疾病中。因胃癌、胆囊炎等疾病引起的嘈杂不在本病证讨论范围。

二、病因、病机

嘈杂主要由饮食不节、情志不和、脾胃虚弱和营血不足等因素导致痰热、肝郁、胃虚、血虚,从而发生嘈杂。

(一)病因

1.饮食不节

饮食不节,暴饮暴食,损伤脾胃;或过食辛辣香燥,醇酒肥甘,或生冷黏滑难消化之食物,积滞中焦,痰湿内聚,郁而化热,痰热内扰而成嘈杂。

2.情志不和

肝主疏泄,若忧郁恼怒,使肝失条达,横逆反胃,致肝胃不和,气失顺降而致嘈杂。

3.脾胃虚弱

由于脾胃素虚,或病后胃气未复,阴分受损,或过食寒凉生冷,损伤脾阳,以致胃虚气逆,扰乱中宫而致嘈杂。

4.营血不足

由于素体脾虚,或思虑过度,劳伤心脾,或因失血过多,皆能造成营血不足,使胃失濡润,心失所养,致嘈杂萌生。

(二)病机

1.脾胃虚弱为本,胃失和降为发病关键

脾胃虚弱,可导致痰饮内生,或土虚木乘,若湿热或痰热久恋,日久阴液暗耗,或热病之后津液受戕,胃阴不足,濡润失司,致和降无能;或体质素弱,形瘦胃薄,复加生冷伤胃,饥饱伤脾,中气更馁,运化无力,水饮留滞,亦可导致嘈杂发生。嘈杂的病因、病机以脾胃虚弱为本,痰湿、热邪、气郁等为标,胃失和降为发病关键。

2.嘈杂病位在胃,其发病与脾、肝关系密切

脾主运化,胃主受纳,脾为胃运化水谷精微,脾宜升则健,胃宜降则和,而脾胃土的健运又有赖于肝木的正常疏泄。大凡经常饥饱不一或饮食不节,日积月累,脾胃运化失常,致湿热或痰热中阻,胃失通降之职;或性格内向,常常郁郁寡欢,致肝失条达,横逆犯胃,肝胃不和,胃失和降,均可引发嘈杂。

三、诊断与病证鉴别

(一)诊断依据

(1)胃脘部空虚感,似饥非饥,似辣非辣,似痛非痛,胸膈懊憹等症状,可伴有上腹部压痛。

(2)可伴有泛酸,嗳气,恶心,食欲缺乏,胃痛等上消化道症状。

(3)多有反复发作病史,发病前多有明显的诱因,如天气变化、情志不畅、劳累、饮食不当等。

(4)胃镜、上消化道钡餐等理化检查有明确的胃、十二指肠疾病,并排除其他引起上腹部疼痛的疾病。

(二)辅助检查

电子胃镜、上消化道钡餐,可做急、慢性胃炎,胃、十二指肠溃疡病等的诊断,并可与胃癌做鉴别诊断;幽门螺杆菌(Hp)检测、血清胃泌素含量测定、血清壁细胞抗体测定、胃蛋白酶原测定及内因子等检查有利于慢性胃炎的诊断;肝功能、血尿淀粉酶、血脂肪酶化验和肝胆脾胰彩超、CT、MRI等检查可与肝、胆、胰疾病做鉴别诊断;血常规、腹部 X 线检查可与肠梗阻、肠穿孔等做鉴别诊断。

(三)病证鉴别

1.嘈杂与胃痛

嘈杂是指胃内似饥非饥、似痛非痛,莫可名状的证候,常兼有嗳气、恶心、吐酸、干哕、胃痛等症。胃痛是指胃脘部感觉有隐痛、胀痛、刺痛、灼痛等不适的证候。嘈杂与胃痛的共同点是两者均属于胃脘部不适之证,其病因、病机为饮食劳倦、肝气犯胃等以致损伤脾胃而发病。而鉴别的关键在于能否准确表达出症状,也就是说,嘈杂者无法清楚地说明自己的痛苦,但一般比疼痛症状较轻,也可发生于疼痛的前期;而胃痛则能准确表达清楚其部位、性质,一般发病较急,时好时犯。

2.嘈杂与吞酸

《张氏医通·杂门》曰:"嘈杂与吞酸一类,皆由肝气不舒……中脘有饮则嘈,有宿食则酸。"指出嘈杂与吞酸病位相同,并具有相同的肝气不舒的病机,区别在于病因不同:嘈杂为饮邪所致,而吞酸的关键在于有宿食留滞。从临床实践来看,两者的临床表现明显不同,后者常自觉有酸水上泛,前者主要是胃中空虚,似饥非饥之状,但两者也可同时出现。引起嘈杂、吞酸的原因很多,也有由同一原因的不同表现。

四、辨证论治

(一)辨证思路

1.辨虚实

本病首先当分虚实。实证分为胃热(痰热)证与肝胃不和证,虚证又可分为胃气虚、脾胃虚寒、胃阴虚及血虚。胃热者,嘈杂而兼恶心吐酸,口渴喜冷,舌质红,舌苔黄或干,脉多滑数;肝胃不和者,胃脘嘈杂如饥,似有烧灼感,胸闷懊憹,嗳气或泛酸,两胁不舒,发作与情绪关系较大,舌红,苔薄白,脉细弦;胃气虚者,嘈杂时作时止,兼口淡无味,食后脘胀,体倦乏力,舌淡,苔白,脉虚;脾胃虚寒者,嘈杂,多见泛吐清水或酸水,或兼恶心,呕恶,食少,腹胀,便溏,甚则形寒,舌淡,苔白,脉细弱;胃阴虚者,嘈杂时作时止,饥而不欲食,口干舌燥,舌质红,少苔或无苔,脉细数;血虚者,嘈杂而兼血虚征象。

2.辨寒热

次当辨寒热,胃热(痰热)证属实热证,胃阴虚证阴虚化热时,可出现五心烦热等而形成虚热证,胃气虚进一步发展,可见畏寒肢冷等而形成脾胃虚寒证。

3.辨脏腑

嘈杂痛病位主要在胃,但与肝、脾关系密切。辨证时要注意辨别病变脏腑的不同。如肝郁气滞致病导致肝胃不和嘈杂,其发病多与情志因素有关,痛及两胁、心烦易怒、嗳气频频;胃气虚证及脾气虚弱,中阳不振所致嘈杂,常伴纳差、便溏,面色少华,舌淡脉弱等脾胃虚弱或虚寒之征象;口苦、泛酸,食油腻后加重者,多为胃热(痰热)证。

4.辨病势缓急、轻重顺逆

凡嘈杂起病急骤者,病程较短,多由饮食不节,过食生冷,暴饮暴食,饮酒恼怒、情绪激动诱发,致寒伤中阳,食滞不化,肝气郁结,胃失和降而致嘈杂;凡嘈杂起病缓慢,疼痛渐发,病程较长。多由脾胃虚弱,失于调治,或重病大病,损伤脾胃,造成中气不足,升降失司,脾虚不能运化滞浊,胃气不和而致嘈杂。

嘈杂经过正确的治疗,病邪祛除,正气未衰,嘈杂可很快好转,嘈杂持续时间缩短,复发减少,多为顺象。若治疗不能坚持,或延误诊治,或复感新病邪,急性嘈杂发展为慢性嘈杂,经常复发,间隔时间缩短,嘈杂时间可长达数年。嘈杂若失治则可延为便闭、三消、噎膈之症,故应及时诊治,谨防恶变可能。

(二)治疗原则

脾胃位居中焦,胃气宜通、宜降、宜和,通则胃气降,降则气机和,和则纳运正常,纳运和,则嘈杂自除,故治疗嘈杂应抓住通、降、和3法。在治疗嘈杂的过程中,应时时注意顾护胃气。

(三)分证论治

1.胃热(痰热)证

症状:嘈杂而兼恶心吐酸,口渴喜冷,心烦易怒,或胸闷痰多,多食易饥,或似饥非饥,胸闷不思饮食,舌质红,舌苔黄或干,脉多滑数。

病机分析:胃热嘈杂,多由饮食伤胃,湿浊内留,积滞不化;或肝气失畅,郁而化热,气机不利,痰热内扰中宫,故出现心烦易怒、口渴、胸闷吞酸等症状;舌红苔黄,脉滑数,为热邪犯胃之象。

治法:清胃降火,和胃除痰。

代表方药:黄连温胆汤加减。方中以黄连、半夏为君,黄连直泻胃火,半夏降逆和胃化痰,与黄连配伍辛开苦降,宣通中焦;以寒凉清降的竹茹、枳实为臣清胆胃之热,降胆胃之逆,既能泻热化痰,又可降逆和胃;佐以陈皮理气燥湿,茯苓健脾渗湿,使湿祛而痰消;取少量生姜辛以通阳,甘草益脾和胃,调和诸药,共为使药。此方应去大枣不用,因大枣性味甘温,有滋腻之性。诸药合用,可使痰热清,胆胃和,诸症可愈。

加减:胃痛者加延胡索、五灵脂;腹胀者加川厚朴、莱菔子;嗳气者加代赭石、旋覆花;泛酸者加瓦楞子、海螵蛸;纳呆者加山楂、神曲;便秘者加大黄;舌红郁热者加黄芩;苔腻湿重者加苍术、佩兰;热盛者,可加黄芩、山栀等,以增强其清热和胃功效。

2.肝胃不和证

症状:胃脘嘈杂如饥,似有烧灼感,胸闷懊憹,嗳气或泛酸,两胁不舒,发作与情绪关系较大。妇女可兼经前乳胀,月经不调,舌质红,苔薄白,脉细弦。

病机分析:肝主疏泄,若忧郁恼怒,使肝失条达,横逆犯胃,致肝胃不和,气失顺降,而致嘈杂。

治法:抑木扶土。

代表方药:四逆散加减。方中佛手、枳壳、白芍、绿萼梅疏肝抑木,石斛、白术、茯苓、甘草健脾胃补中气,瓦楞子、蒲公英抑酸护膜清热。

加减:妇女兼经前乳胀,月经不调者,可予丹栀逍遥散;两胁胀痛明显者,可加香橼、延胡索以增强疏肝理气作用。

3.胃气虚证

症状:嘈杂时作时止,兼口淡无味,食后脘胀,体倦乏力,舌淡,苔白,脉虚。

病机分析:胃者水谷之海,五脏六腑皆禀气于胃,如因素体虚弱,劳倦或饮食所伤,以致胃虚气逆,扰乱中宫,故见嘈杂。

治法:补益胃气。

代表方药:四君子汤加味。方中党参、白术、茯苓、甘草长于补中气,健脾胃,怀山药、白扁豆增强健脾之效。

加减:兼气滞者,加木香、砂仁调气和中;胃寒明显者,加干姜温胃散寒。

4.脾胃虚寒证

症状:嘈杂,多见泛吐清水或酸水,或兼恶心,呕恶,食少,腹胀,便溏,甚则形寒,中脘冰冷感,水声漉漉。面色萎黄或少华,舌质淡,苔白,脉细弱。

病机分析:脾胃虚弱,失于调治,或重病大病,损伤脾胃,造成中气不足,升降失司,脾虚不能运化滞浊,胃气不和而致嘈杂。

治法:温中健脾,理气和胃。

代表方药:四君子汤合二陈汤加减。方中党参、白术、茯苓、甘草、怀山药、黄芪等益气健脾;陈皮、半夏、木香、砂仁理气和胃;炒薏苡仁、白扁豆健脾渗湿。

加减:若寒痰停蓄胸膈,或为胀满少食而为嘈杂者,宜和胃二陈煎,或和胃饮。若脾胃虚寒,停饮作酸嘈杂者,宜温胃饮,或六君子汤。若脾肾阴分虚寒,水泛为饮,作酸嘈杂者,宜理阴煎,或金水六君煎。

5.胃阴虚证

症状:嘈杂时作时止,饥而不欲食,食后饱胀,口干舌燥,大便干燥,舌质红,少苔或无苔,脉细数。

病机分析:胃阴不足,胃失濡养,胃失和降,胃虚气逆,故见嘈杂,饥而不欲食,食后饱胀,口干舌燥,大便干燥,舌红,少苔或无苔,脉细数为胃阴不足之象。

治法:滋养胃阴。

代表方药:益胃汤加减。方中沙参、麦冬、生地黄、玉竹、石斛、冰糖甘凉濡润,益胃生津,冀胃阴得复而嘈杂自止。

加减:胃脘胀痛者,可加玫瑰花、佛手、绿萼梅、香橼等理气而不伤阴之品;食后堵闷者,可加鸡内金、麦芽、炒神曲等以消食健胃;大便干燥者,加瓜蒌仁、火麻仁、郁李仁等润肠通便;阴虚化热者,可加天花粉、知母、黄连等清泻胃火;泛酸者,可加煅瓦楞子、海螵蛸等以制酸。

6.血虚证

症状:嘈杂而兼面黄唇淡,心悸头晕,夜寐多梦,善忘,舌质淡,苔薄白,脉细弱。

病机分析:营血不足,心脾亏虚,胃失濡养,故见嘈杂。心失血养,故心悸,夜寐梦多;脑失血濡,故头晕,善忘;面黄唇淡,舌淡,脉细弱均为血虚之证。

治法:益气补血,补益心脾。

代表方药:归脾汤加减。方中取四君子汤补气健脾,使脾胃强健而气血自生,乃补血不离健脾之意;木香理气,生姜、大枣调和营卫,龙眼、酸酸枣仁、远志养心安神,用于血虚嘈杂,甚为合拍。

加减:兼气虚者,可加黄芪、党参、白术、茯苓以健脾益气;泛吐清水者加吴茱萸、高良姜;便溏甚者加薏苡仁;腹胀明显者加枳壳、厚朴。

(四)其他疗法

1.单方验方

(1)煅瓦楞30 g,炙甘草10 g,研成细粉末,每次3 g,每天3次口服。

(2)海螵蛸15 g,浙贝母15 g,研成细粉末,每次2 g,每天3次口服。

(3)煅瓦楞15 g,海螵蛸15 g,研成细粉末,每次2 g,每天3次口服。

（4）鸡蛋壳去内膜洗净，炒黄，研成细粉末，每次 2 g，每天 2 次口服。

（5）龙胆草 1.5 g，炙甘草 3 g，水煎 2 次，早晚分服。

2.常用中成药

（1）香砂养胃丸。

功用主治：温中和胃。用于胃脘嘈杂，不思饮食，胃脘满闷或泛吐酸水。

用法用量：每次 3 g，每天 3 次。

（2）胃复春。

功用主治：健脾益气，活血解毒。用于脾胃虚弱之嘈杂。

用法用量：每次 4 片，每天 3 次。

（3）养胃舒。

功用主治：滋阴养胃，行气消导。用于口干、口苦、纳差、消瘦等阴虚嘈杂证。

用法用量：每次 1～2 包，每天 3 次。

（4）小建中颗粒。

功用主治：温中补虚，缓急止痛。用于脾胃虚寒，脘腹疼痛，喜温喜按，吞酸的嘈杂。

用法用量：每次 15 g，每天 3 次。

3.针灸疗法

胃热者选穴：足三里、梁丘、公孙、内关、中脘、内庭；脾胃虚寒者选穴：足三里、梁丘、公孙、内关、中脘、气海、脾俞；胃寒者选穴：足三里、梁丘、公孙、内关、中脘、梁门；肝郁者选穴：足三里、梁丘、公孙、内关、中脘、期门、太冲；胃阴不足者选穴：足三里、梁丘、公孙、内关、中脘、三阴交、太溪。

操作：毫针刺，实证用泻法，虚证用补法，胃寒及脾胃虚寒宜加灸。

4.外治疗法

（1）取吴茱萸 25 g，将吴茱萸研末，过 200 目筛，用适量食醋和匀，外敷涌泉穴，每天 1 次，每次30 分钟。

（2）取吴茱萸 5 g，白芥子 3 g，研为细末，用纱布包扎，外敷中脘穴，每次 20 分钟，并以神灯（TDP 治疗仪）照射。

五、临证参考

（一）明确诊断，掌握预后

明确诊断是采取正确治疗的前提。嘈杂所对应的相关疾病整体预后较好，但萎缩性胃炎、胃溃疡等疾病为胃癌前状态性疾病,有潜在恶变的可能性,应根据病变的轻重程度,及时复查,明确病情的转归,及时更改治疗方案。慢性胃炎伴重度异型增生患者需及时行内镜或手术治疗;消化性溃疡注意有无合并出血、幽门梗阻或癌变者,如出现这些并发症,当中西医结合治疗。

(二)判断病情的特点,注意辨证辨病相结合

嘈杂治疗上应注意辨证辨病相结合,辨证时必须注意辨别病情的轻重缓急、病性的寒热虚实,审察气血阴阳,观察整个病程中的症情转化,做到随证化裁。同时,采用理化检查以明确疾病诊断,病证结合,进一步判断疾病的特点,既不延误病情,又能针对性地指导治疗。如对于消化性溃疡,考虑到其致病因素主要为胃酸,在辨证施治的基础上可配合使用制酸护膜、生肌愈疡的药物,如白及、乌贼骨、瓦楞子、浙贝母等;对于萎缩性胃炎,应注意濡润柔养,兼以活血通络,切勿刚燥太过;对于胃食管反流病,则应注意泄肝和胃降逆。

(三)结合胃镜及组织病理特点选用药物

胃镜及组织病理检查为中医辨证施治提供了更客观、更丰富的临床资料,治疗时应不忘结合胃镜病理特点治疗。如伴有 Hp 感染的患者,特别是根除失败的患者,在西医标准三联根除 Hp 治疗方案的基础上,我们可以配合黄连、黄芩、黄芪、党参等扶正清热解毒中药治疗,以冀提高 Hp 的根除率;对于慢性萎缩性胃炎伴有肠上皮化生或异性增生者,在辨证论治的基础上,可予健脾益气,活血化瘀的中药,并适当选用白花蛇舌草、半枝莲、半边莲、藤梨根等抗癌中药,并告知患者定期复查胃镜及组织病理;伴有食管、胃黏膜糜烂者,在配伍三七粉、白及、乌贼骨、煅瓦楞等制酸护膜药物。

六、预防调护

(1)注意在气候变化的季节里及时添加衣被,防寒保暖。

(2)1 天 3 餐定时定量,细嚼慢咽,避免进食过烫、过冷的食物和辛辣刺激性食品,避免进食过咸、过酸及甜腻的食物,戒烟酒等。

(3)慎用对胃黏膜有损伤的药物,如非甾体抗炎药、糖皮质激素、红霉素等。

(4)保持心情舒畅,保持正常的生活作息规律,避免劳累过度。

第二节　胃　缓

一、概念

胃缓是由于长期饮食失调,或劳倦过度等,使中气亏虚,脾气下陷、肌肉瘦削不坚,固护升举无力,以致胃体下坠。以脘腹坠胀作痛,食后或站立时加重为主症的病证。本病主要指西医学中的胃下垂。各种慢性病中出现的胃肠功能障碍等类似病症者不在本病证范围。

二、病因、病机

胃缓主要由饮食不节,内伤七情,劳倦过度,或先天禀赋薄弱等因素导致脾胃虚弱,中气下陷,升降失和,使形体瘦削,肌肉不坚所引起。

(一)病因

1.饮食不节,损伤脾胃

饮食不节,暴饮暴食,饥饱无常,损伤脾胃;或五味过极,辛辣无度,肥甘厚腻,过嗜烟酒,蕴湿生热,伤脾碍胃;或嗜食寒凉生冷,损伤脾阳,水谷不能化生精微,停痰留饮。均可因脾胃失和而致胃缓。

2.情志失调,内伤脾胃

情志拂逆,木郁不达,横逆犯胃,以致肝胃不和;忧思伤脾,脾失健运,胃失和降,升降失和致胃缓。

3.禀赋不足,脾胃虚弱

素体禀赋不足,或劳倦内伤、或久病产后等原因损伤脾胃,脾胃虚弱,中阳不足,虚寒内生,胃失温养;或因热病伤阴,或因胃热火郁,灼伤胃阴,或久服香燥之品,耗伤胃阴,或汗吐下太过,胃阴受损,胃失濡养;纳食减少,味不能归于形,形体瘦削,肌肉不坚而形成胃缓。

(二)病机

1.病机关键为脾胃失和,升降失常

脾主升,胃主降;脾主运化,胃主受纳,脾胃失和即表现为脾胃这一对矛盾的功能紊乱,或为脾气下陷,或为胃气上逆,或脾不运化,或胃不受纳。饮食不节,损伤脾胃,湿热痰饮内生;或情志失调,内伤脾胃;或禀赋不足,劳倦内伤、久病产后损伤脾胃,胃失温养或濡养,导致脾胃虚弱,中气下陷,升降失和而形成胃缓。

2.病位在胃,与肝、脾、肾密切相关

本病病位在胃,与肝、脾、肾相关。脾胃同居中焦,互为表里,共为后天之本。生理上两者纳运互用,升降协调,燥湿相济,阴阳相合,病理上也相互影响。肝与胃是木土乘克的关系,若肝气郁滞,势必克脾犯胃,致气机郁滞,胃失通降;肝气久郁,或化火伤阴,或成瘀入络,或伤脾生痰,使胃缓缠绵难愈。肾为胃之关,脾胃运化腐熟,全赖肾阳之温煦,若肾阳不足,可致脾肾阳虚,中焦虚寒,胃失温养;若肾阴亏虚不能上济于胃,则胃失于濡养。

3.病理性质有虚实寒热之异,且可相互兼夹

胃缓,本为虚证,脾胃气虚,脾肾阳虚或脾胃阴虚,脾胃脏腑功能失调,常导致气滞、热郁、血瘀、食积、湿阻、饮停,临床多见虚实夹杂。本病主要的病理因素气滞、热郁、血瘀、食积、湿阻、饮停等,可单一致病,又可相兼为病,亦可相互转化,出现如气病及血等情况。

三、诊断与病证鉴别

(一)诊断依据

(1)不同程度的上腹部饱胀感,食后尤甚,腹胀可于餐后、站立过久和劳累后加重,平卧时减轻,腹部疼痛呈隐痛或胀痛,无周期性及节律性。

(2)常伴有厌食、嗳气、便秘、腹痛及消瘦、头晕、乏力等胃肠功能失调的症状及全身虚弱表现。

(3)起病缓慢,多发生于瘦长体形,经产妇及消耗性疾病进行性消瘦等。饮食不节、情志不畅、劳累等均为诱发因素。

(4)上消化道 X 线钡餐造影检查可见胃小弯角切迹、胃幽门管低于髂嵴连线水平;胃呈长钩形或无张力型,上窄下宽,胃体与胃窦靠近,胃角变锐。胃的位置及张力均低,整个胃几乎位于腹腔左侧。

根据站立位胃角切迹与两侧髂嵴连线的位置,将胃下垂分为 3 度:轻度角切迹的位置低于髂嵴连线下 1～5 cm;中度角切迹的位置位于髂嵴连线下 5.1～10 cm;重度角切迹的位置低于髂嵴连线下 10 cm 以上。

(二)辅助检查

上消化道钡餐是目前诊断的主要方法,饮水 B 超检查也具有辅助诊断作用。电子胃镜、上消化道钡餐,可排除胃黏膜糜烂,胃、十二指肠溃疡病,胃癌等病变,并明确诊断;肝功能、淀粉酶化验和 B 超、CT、MRI 等检查可与肝、胆、胰疾病做鉴别诊断;血常规、腹部 X 线检查可与肠梗阻、肠穿孔等做鉴别诊断;血糖、甲状腺功能检查可与糖尿病、甲状腺疾病做鉴别诊断。

(三)病证鉴别

1.胃缓与胃痞

胃缓与胃痞均以脘腹痞满为主症,但胃缓的脘腹痞满多见于饭后,同时可兼见胀急疼痛,或胃脘部常有形可见,与一般的痞满不同。

2.胃缓与胃痛

胃缓可见脘腹痞满及疼痛,但胃缓之胃脘疼痛多为坠痛,餐后、站立过久和劳累后加重,平卧时减轻,呈隐痛或胀痛,无周期性及节律性,与一般胃痛不难鉴别。

四、辨证论治

(一)辨证思路

1.辨虚实

脾胃气虚者,病势绵绵,多伴有食欲缺乏,纳后脘胀,神疲乏力,舌淡胖有齿痕,脉弱;脾虚气陷者,脘腹重坠作胀,食后益甚,或便意频数,肛门重坠,或脱肛,或小便混浊,或久泄不止;脾肾阳虚者,脘腹胀满,食后更甚,喜温喜按,食少便溏,畏冷肢凉,胃中振水,呕吐清水,腰酸,舌淡胖,苔白滑,脉沉弱;脾虚阴损者,胃脘痞满,食后更显,神疲乏力,气短懒言,咽干口燥,烦渴欲饮,午后颧红,小便短少,大便干结,舌体瘦薄,苔少而干,脉虚数。脾胃脏腑功能失调,常导致气滞、热郁、血瘀、食积、湿阻、饮停;气滞者,痛无定处,时发时止,胃痛且胀,多由情志诱发;热郁者,舌红苔黄,口臭泛酸,得热则甚,脉数;血瘀者,病久痛有定处,痛如针刺,入夜尤甚,舌紫暗或有瘀斑,脉涩。食积者,多有饮食不节史,可伴嗳腐泛酸,大便秘结;湿阻者,苔厚而腻,脉滑;饮停者,胃中振水,泛吐涎沫或呕吐清水,舌淡胖,苔白滑;临床多见虚实夹杂,相兼为病。

2.辨寒热

脾虚气陷,脾肾阳虚多见虚寒征象,表现为病程较久,脘腹痞满,隐隐而痛,喜温喜按,伴泛吐清水,遇寒痛甚,得温痛减,饮食喜温,舌苔白滑,脉象弦紧或舌淡苔薄,脉弱等特点;气滞郁而化热,湿阻或食积久而化热,阴液不足等均可见热之征象,如脘腹胀满,按之不适,口苦,厌食,舌苔黄腻或咽干口燥,午后颧红,小便短少,大便干结,舌体瘦薄,苔少而干,脉虚数。

3.辨脏腑

胃缓病位主要在胃,但与肝、脾、肾密切相关,辨证时要注意辨别病变脏腑的不同。脾胃虚弱,中气下陷所致胃缓,常见脘腹重坠作胀,食后益甚,或便意频数,肛门重坠,或脱肛;脾肾阳虚胃缓,常伴喜温喜按,食少便溏,畏冷肢凉,胃中振水,呕吐清水,腰膝酸软;肝郁气滞、肝胃郁热等致病多与情志因素有关,脘腹胀满,胸胁满闷,心烦易怒,嗳气频频。

(二)治疗原则

根据胃缓的病机,其治疗原则以益气升阳,行气降逆为主。凡脾气虚弱,治以健脾益气;脾气不升或中气下陷,宜益气升阳;胃失和降,气机不利,上逆为呕、为哕,则宜行气降逆;胃缓多为虚中夹实,因脾阳不足而痰饮内停,治以温化痰饮;因气机阻滞,久而入络有瘀血者,治以活血化瘀;因脾胃升降失调,寒热夹杂或湿热蕴结者,治宜辛开苦泄。

(三)分证论治

1.脾虚气陷证

症状:脘腹重坠作胀,食后益甚,或便意频数,肛门重坠,或脱肛,或小便混浊,或久泄不止,神疲乏力,食少,消瘦,便溏,眩晕,舌淡,脉弱。

病机分析:脾胃气虚,升降失司,中气下陷,故脘腹重坠作胀,食后益甚,或便意频数,肛门重坠,或脱肛,或久泄不止;脾虚运化无力,故食少便溏;脾胃为气血生化之源,脾主四肢,脾失健运,清阳不升,生化不足,故神疲乏力,消瘦,眩晕;舌淡,脉弱亦为脾虚之征。

治法:补气升陷。

代表方药:补中益气汤合升陷汤加减。黄芪、党参、白术、当归、炙甘草益气健脾生血,柴胡、升麻、桔梗升举清阳,枳壳、陈皮理气和胃降逆。

加减:兼肝郁气滞,加柴胡、香附、厚朴、槟榔;泛酸,加左金丸、乌贼骨、煅瓦楞;瘀血阻滞,加丹参、蒲黄、五灵脂、三七;湿热中阻,加茵陈、佩兰、豆蔻、黄连;食积纳呆,加焦山楂、麦芽、谷芽、神曲;泄泻便溏,加仙鹤草、炒山药、芡实、莲子。

2.脾肾阳虚证

症状:脘腹胀满,食后更甚,喜温喜按,食少便溏,畏冷肢凉,胃中振水,呕吐清水,腰酸,舌淡胖,苔白滑,脉沉弱。

病机分析:脾主运化,脾主四肢,脾肾阳虚,运化失司,故脘腹胀满,食后更甚,喜温喜按,食少便溏;四肢失于温煦,故畏冷肢凉;脾胃虚寒,痰饮内生,胃失和降故胃中振水,呕吐清水;腰为肾之府,肾阳虚衰故腰酸;舌淡胖,苔白滑,脉沉弱亦为脾肾阳虚,痰饮内停之征。

治法:温补脾肾。

代表方药:附子理中汤合苓桂术甘汤加减。干姜、附子、党参温补脾肾,桂枝、白术、炙甘草、茯苓以温化水饮。

加减:腰酸明显,加杜仲、牛膝、淫羊藿、续断;呕吐清水,加陈皮、半夏;久泄不止,加石榴皮(壳)、煨诃子、罂粟壳、芡实、莲子。

3.脾虚阴损证

症状:胃脘痞满,食后更显,神疲乏力,气短懒言,咽干口燥,午后颧红,小便短少,大便干结,舌体瘦薄,苔少而干,脉虚数。

病机分析:脾胃气阴两虚,脾胃气虚,健运失常,故胃脘痞满,食后更显,神疲乏力,气短懒言;胃津不足,津液不能上承,故咽干口燥;阴虚内热,故午后颧红;阴液亏虚,化源不足,大肠失于濡润,故小便短少,大便干结;舌体瘦薄,苔少而干,脉虚数均为气阴亏虚,虚中有热之征。

治法:补脾益胃。

代表方药:参苓白术散合益胃汤加减。太子参、生黄芪、炙甘草、山药补脾益气,玉竹、麦冬、石斛益胃生津,佛手、桔梗理气和胃。

加减:失眠多梦,加夜交藤、酸枣仁、柏子仁、茯神;大便干结,加火麻仁、冬瓜仁、瓜蒌、杏仁。

(四)其他疗法

1.单方验方

(1)苍术 15 g,加水武火煮沸 3 分钟,改用文火缓煎 20 分钟,亦可直接用沸水浸泡,少量频饮,用于脾虚湿阻者。

(2)枳实 12 g,水煎服,用于脾虚气滞者。

(3)黄芪 30 g,砂仁 10 g(布包),乌鸡半只,共煲至烂熟,去砂仁,加盐调味,饮汤吃肉,用于脾虚气陷者。

(4)黄芪 30 g,陈皮 9 g,猪肚 1 只,猪肚洗净,将黄芪、陈皮用纱布包好放入猪肚中,麻线扎紧,加水文火炖煮,熟后去掉药包,趁热食肚饮汤,用于中气不足、脾胃虚弱者。

(5)桂圆肉 30 g,加水煮沸后备用,将鸡蛋 1 个打入碗内,用煮好的桂圆肉水冲入蛋中搅匀,煮熟食用,每天早、晚各 1 次,用于脾胃阳虚者。

(6)乌龟肉 250 g、炒枳壳 15 g,共煲汤,加盐调味,吃肉饮汤,用于胃阴亏虚者。

2.常用中成药

(1)补中益气丸。

功用主治:补中益气,升阳举陷。用于脾胃虚弱、中气下陷所致的体倦乏力、食少腹胀、便溏久泻、肛门下坠。

用法用量:每次 6 g,每天 3 次。

(2)枳术宽中胶囊。

功用主治:健脾和胃,理气消痞。用于脾虚气滞引起的脘胀、呕吐、反胃、纳呆、反酸等。

用法用量:饭后服用。每次 3 粒,每天 3 次。

(3)香砂养胃丸。

功用主治:温中和胃。用于不思饮食,胃脘满闷或泛吐酸水。

用法用量:每次 3 g,每天 3 次。

(4)胃苏颗粒。

功用主治:理气消胀,和胃止痛。用于胃脘胀痛。

用法用量:每次 15 g,每天 3 次。

(5)保和丸。

功用主治:消食,导滞,和胃。用于食积停滞,脘腹胀满,嗳腐吞酸,不欲饮食。

用法用量:每次 8 粒,每天 2 次。

(6)理中丸。

功用主治:温中祛寒,补气健脾。用于胃下垂属脾胃虚寒者。

用法用量:每次 9 g,每天 2~3 次。

(7)金匮肾气丸。

功用主治:温补肾阳,化气行水。用于肾阳虚损引起的脘腹胀满,腰膝酸软,小便不利,畏寒肢冷。

用法用量:每次 6 g,每天 2 次。

(8)胃乐宁。

功用主治:养阴和胃。用于胃阴亏虚引起的痞满,腹胀。

用法用量:每次 1 片,每天 3 次。

(9)达立通颗粒。

功用主治:清热解郁,和胃降逆,通利消滞,用于肝胃郁热所致痞满证,症见胃脘胀满、嗳气、纳差、胃中灼热、嘈杂泛酸、脘腹疼痛、口干口苦;运动障碍型功能性消化不良见上述症状者。

用法用量:温开水冲服,1次1袋,1天3次。于饭前服用。

3.针灸疗法

(1)针刺:针足三里、中脘、关元、中极、梁门、解溪、脾俞、胃俞等穴。

(2)灸法:灸足三里、天枢、气海、关元等穴。

(3)耳针:用毫针柄在耳郭的胃肠区按压,寻找敏感点,然后在此点上加压2~3分钟,每天1次。

4.外治疗法

(1)外敷法:①取升麻研粉与石榴皮适量捣烂,制成1枚直径1 cm的药球,置于患者神阙穴,胶布固定。患者取水平卧位,将水温60 ℃的热水袋熨敷肚脐,每次半小时以上,每天3次。②用蓖麻子仁98%、五倍子末2%,按此比例打成烂糊,制成每颗约10 g,直径1.5 cm的药饼备用。用时在百会穴剃去与药饼等大头发1块,将药饼紧贴百会穴上,纱布绷带固定,每天早、中、晚各1次,每次10分钟左右,以感觉温热而不烫痛皮肤为度。

(2)推拿疗法:患者先取俯卧位,医师双手由患者之T_3~L_5两侧揉捏2~3遍,用右肘尖分别在脊柱两旁按压肝俞、胆俞、脾俞、胃俞等穴2~3遍,双手掌根同时由腰部向背部弹性快速推按4~5遍。转仰卧位,医师双手掌自下而上反复波形揉压腹部2~3遍,然后用拇指点压中脘、天枢、气海、关元、气冲、足三里、内关各1分钟,每次约按摩30分钟,每天1次,2个月为1个疗程。

五、临证参考

(一)以虚为主,虚中兼实

临床上胃缓多以虚为主,脾胃气虚是其发病的根本,临床常见脾虚气陷,脾肾阳虚,脾虚阴损等证型。但可因体质、药物、饮食、情志、气候等多种因素,在疾病发展过程中易出现痰饮、食积、气滞、血瘀等证候,治疗应善于抓主症,解决主要矛盾,因虚致实者当以补虚为主,佐以祛邪;以实为著者当以祛邪为主,佐以补虚。

(二)病在脾胃,涉及肝肾

生理上,脾胃同居中焦,脾以升为健,胃以降为和,两者升降相因,为气机升降之枢纽。病理情况下,脾胃气机升降失常,脾气不能升清,则胃气不能降浊;胃气失于和降,则脾的运化功能失常。治疗时注意调畅中焦气机,恢复脾胃受纳运化之职,以合"治中焦如衡,非平不安"的用药原则,常用方法有补中益气法、益胃养阴法、辛开苦降法等。肝属木,脾胃属土,土壅木郁,土虚木乘,临床上常见肝脾不和及肝胃不和,故从肝论治胃缓也十分重要。叶天士提出"醒胃必先制肝""培土必先制木"的用药原则。在具体用药中,又当区分肝气郁滞、肝郁化火、肝阴不足等不同的病理机制,给予疏肝、清肝、泄肝、柔肝和平肝等治疗。肾为胃之关,脾胃运化腐熟,全赖肾阳之温煦,若肾阳不足,可致脾肾阳虚,中焦虚寒;若肾阴亏虚不能上济于胃,则胃失于濡养而脾虚阴损。胃缓久病勿忘补肾,适当参以补肾之品。

(三)内外兼治,综合治疗

胃缓多病程较长,以虚为主,患者餐后脘腹坠胀,纳差,消瘦,若单纯以汤药长期调养,患者的依从性较差。因此,治疗胃缓应内服与外治结合,内服以汤药浓煎,多次频服,或以膏散剂型;外治以敷贴、针灸、推拿,兼以自我锻炼。

(四)合理营养,增强信心

胃缓者多脘腹坠胀,纳差,消瘦,存在营养不良,久而影响康复的信心,出现焦虑或抑郁的情绪。膳食应荤素搭配,食材新鲜,营养合理,做工精细;忌肥甘厚腻、粗糙不易消化之物。也要注意调节患者的情绪,并得到患者家庭的支持,以增强康复的信心。

六、预防调护

(1)加强体育锻炼,如仰卧起坐、俯卧撑等可增加肌力,有助于防治本病。

(2)饮食营养丰富,烹调以蒸、煮、炖为主,宜少食多餐,餐后宜平卧少许时间;进餐定时,细嚼慢咽,禁止暴饮暴食,避免进食不易消化的食物,如坚硬、粗糙、油腻及粗纤维的食品。

(3)经产多胎易致腹壁松弛,应计划生育,少生优生。

(4)保持心情舒畅,生活作息规律,避免过度劳累。

第三节　胃　　痛

胃痛是指以胃脘部近心窝处疼痛为主要临床表现的一种病证,又称胃脘痛。《黄帝内经》对本病的论述较多,如《灵枢·邪气脏腑病形》曰:"胃病者,腹胀，胃脘当心而痛。"最早记载了"胃脘痛"的病名；又《灵枢·厥病》云："厥心痛，腹胀胸满，心尤痛甚，胃心痛也。"所论"厥心痛"的内容，与本病有密切的关系。

《黄帝内经》还指出造成胃脘痛的原因有受寒、肝气不舒及内热等，《素问·举痛论》曰："寒气客于肠胃之间。膜原之下，血不得散，小腹急引故痛。"《素问·六元正纪大论》曰："木郁之发，民病胃脘当心而痛。"《素问·气交变大论》曰："岁金不及，炎火上行，复则民病口疮，甚则心痛。"迨至汉代，张仲景在《金匮要略》中则将胃脘部称为心下、心中，将胃病分为痞证、胀证、满证与痛证，对后世很有启发。如"心中痞，诸逆心悬痛，桂枝生姜枳实汤主之。""按之心下满痛者，此为实也，当下之，宜大柴胡汤"。书中所拟的方剂如大建中汤、大柴胡汤等，都是治疗胃脘痛的名方。《仁斋直指方》对胃痛的原因已经认识到"有寒，有热，有死血，有食积，有痰饮，有虫"等不同。《备急千金要方·心腹痛》在论述九痛丸功效时指出，其胃痛有虫心痛、疰心痛、风心痛、悸心痛、食心痛、饮心痛、寒心痛、热心痛、去来心痛9种。

对于胃脘痛的辨证论治，《景岳全书·心腹痛》分析极为详尽，对临床颇具指导意义，指出："痛有虚实……辨之之法，但当察其可按者为虚，拒按者为实；久痛者多虚，暴痛者多实；得食稍可者为虚，胀满畏食者为实；痛徐而缓，莫得其处者多虚，痛剧而坚，一定不移者为实；痛在肠脏中，有物有滞者多实，痛在腔胁经络，不于中脏而牵连腰背，无胀无滞者多虚。脉与证参，虚实自辨。"除此之外，还须辨其寒热及有形无形。《丹溪心法·心脾痛》在论述胃痛治法时指出"诸痛不可补气"的观点，对后世影响很大，而印之临床，这种提法尚欠全面，后世医家逐渐对其进行纠正和补充。

《证治汇补·腹胁门》对胃痛的治疗提出"大率气食居多，不可骤用补剂，盖补之则气不通而痛愈甚。若曾服攻击之品，愈后复发，屡发屡攻，渐至脉来浮大空虚者，又当培补"，值得借鉴。

古代文献中所述胃脘痛，在唐宋以前医籍多以"心痛"代之，宋代之后，医家对胃痛与心痛相混谈提出质疑，至金元《兰室秘藏》首立"胃脘痛"一门，明确区分了胃痛与心痛，至明清时期胃痛与心痛得以进一步区别开来。如《证治准绳·心痛胃脘痛》就指出："或问：丹溪言心痛即胃脘痛，然乎？曰：心与胃各一脏，其病形不同，因胃脘痛处在心下，故有当心而痛之名，岂胃脘痛即心痛者哉。"《医学正传·胃脘痛》亦云："古方九种心痛……详其所由，皆在胃脘，而实不在于心也。"

现代医学的急、慢性胃炎，消化性溃疡，胃神经官能症，胃癌等疾病，以及部分肝、胆、胰疾病，出现胃痛的临床表现时，可参考本节进行辨证论治。

一、病因、病机

胃痛的发生,主要责之于外邪犯胃、饮食伤胃、情志不畅和先天脾胃虚弱等,致胃气郁滞,胃失和降,不通则痛。

(一)外邪犯胃

外邪之中以寒邪最易犯胃,夏暑之季,暑热、湿浊之邪也间有之。邪气客胃,胃气受伤,轻则气机壅滞,重则和降失司,而致胃脘作痛。寒主凝滞,多见绞痛;暑热急迫,常致灼痛;湿浊黏腻,常见闷痛。

(二)饮食伤胃

若纵恣口腹,过食肥甘,偏嗜烟酒,或饥饱失调,寒热不适,或用伤胃药物,均可伐伤胃气,气机升降失调而作胃痛。尤厚味及烟酒,皆湿热或燥热之性,易停于胃腑伤津耗液为先,久则损脾。

(三)情志不畅

情志不舒,伤肝损脾,亦致胃痛。如气郁恼怒则伤肝,肝失疏泄条达,横犯脾胃,而致肝胃不和或肝脾不和,气血阻滞则胃痛;忧思焦虑则伤脾,脾伤则运化失司,升降失常,气机不畅也致胃痛。

(四)脾胃虚弱

身体素虚,劳倦太过,久病不愈,可致脾胃不健,运化无权,升降转枢失利,气机阻滞,而致胃痛;或因胃病日久,阴津暗耗,胃失濡养,或伴中气下陷,气机失调;或因脾胃阳虚,阴寒内生,胃失温养,均可导致胃痛。

胃痛与胃、肝、脾关系最为密切。胃痛初发多属实证,病位主要在胃,间可及肝;病久常见虚证,其病位主要在脾;亦有虚实夹杂者,或脾胃同病,或肝脾同病。

胃痛病因虽有上述不同,病性尚有虚实寒热、在气在血之异,但其发病机制有其共性,即所谓"不通则痛"。胃为阳土,喜润恶燥,主受纳、腐熟水谷,以降为顺。胃气一伤,初则壅滞,继则上逆,此即气滞为病。其中首先是胃气的壅滞,无论外感、食积均可引发;其次是肝胃气滞,即肝气郁结,横逆犯胃所造成的气机阻滞。另外,气为血帅,气行则血行,气滞日久,必致血瘀,也即久患者络之意;"气有余便是火",气机不畅,可蕴久化热,火能灼伤阴津,或出血之后,血脉瘀阻而新血不生,致阴津亦虚,均可致胃痛加重,每每缠绵难愈。脾属阴土,喜燥恶湿,主运化,输布精微,以升为健,与胃互为表里,胃病延久,可内传于脾。脾气受伤,轻则中气不足,运化无权;继则中气下陷,升降失司;再则脾胃阳虚,阴寒内生,胃络失于温养。若胃痛失治误治,血络损伤,还可见吐血、便血等证。

二、诊断要点

(一)症状

胃脘部疼痛,常伴有食欲缺乏,痞闷或胀满,恶心呕吐,吞酸嘈杂等。发病常与情志不遂、饮食不节、劳累、受寒等因素有关。起病或急或缓,常有反复发作的病史。

(二)检查

上消化道钡餐造影、纤维胃镜及病理组织学检查等,有助诊断。

三、鉴别诊断

(一)胃痞

二者部位同在心下,但胃痞是指心下痞塞,胸膈满闷,触之无形,按之不痛的病证。胃痛以痛为主,胃痞以满为患,且病及胸膈,不难区别。

(二)真心痛

心居胸中,其痛常及心下,出现胃痛的表现,应高度警惕,防止与胃痛相混。典型真心痛为当胸而痛,其痛多刺痛、剧痛,且痛引肩背,常有气短、汗出等症,病情较急,如《灵枢·厥病》曰:"真心痛,手足青至节,心痛甚,旦发夕死,夕发旦死。"中老年人既往无胃痛病史,而突发胃脘部位疼痛者,当注意真心痛的发生。胃痛部位在胃脘,病势不急,多为隐痛、胀痛等,常有反复发作史。X线、胃镜、心电图及生化检查有助鉴别。

四、辨证

胃痛的主要部位在上腹胃脘部近心窝处,往往兼见胃脘部痞满、胀闷、嗳气、吐酸、纳呆、胁胀、腹胀,甚至出现呕血、便血等症。常反复发作,久治难愈。至于临床辨证,当分虚实两类。实证多痛急拒按,病程较短;虚证多痛缓喜按,缠绵难愈,这是辨证的关键。

(一)寒邪客胃

证候:胃痛暴作,得温痛减,遇寒加重;恶寒喜暖,口淡不渴,或喜热饮,舌淡,苔薄白,脉弦紧。

分析:寒凝胃脘,气机阻滞,则胃痛暴作,得温痛减,遇寒加重;阳气被遏,失去温煦,则恶寒喜暖,口淡不渴,或喜热饮;舌淡,苔薄白,脉弦紧,为内寒之象。

(二)饮食伤胃

证候:胃脘疼痛,胀满拒按,嗳腐吞酸,或呕吐不消化食物,其味腐臭,吐后痛减,不思饮食,大便不爽,得矢气及便后稍舒,舌苔厚腻,脉滑。

分析:饮食积滞,阻塞胃气,则胃脘疼痛,胀满拒按;食物不化,胃气上逆,则嗳腐吞酸,或呕吐不消化食物,其味腐臭,吐后痛减;胃失和降,腑气不通,则不思饮食,大便不爽,得矢气及便后稍舒;舌质淡,苔厚腻,脉滑,为饮食内停之征。

(三)肝气犯胃

证候:胃脘胀痛,连及两胁,攻撑走窜,每因情志不遂而加重,善太息,不思饮食,精神抑郁,夜寐不安,舌苔薄白,脉弦滑。

分析:肝气郁结,横逆犯胃,肝胃气滞,故胃脘胀痛;胁为肝之分野,故胃痛连胁,攻撑走窜;因情志不遂加重气机不畅,故以息为快;胃失和降,受纳失司,故不思饮食;肝郁不舒,则精神抑郁,夜寐不安;舌苔薄白,脉弦滑为肝胃不和之象。

(四)湿热中阻

证候:胃脘灼热而痛,得凉则减,遇热加重。伴口干喜冷饮,或口臭不爽,口舌生疮。甚至大便秘结,排便不畅,舌质红,苔黄少津,脉滑数。

分析:胃气阻滞,日久化热,故胃脘灼痛,得凉则减,遇热加重,口干喜冷饮或口臭不爽,口舌生疮;胃热久积,腑气不通,故大便秘结,排便不畅;舌质红,苔黄少津,脉象滑数,为胃热蕴积之象。

(五)瘀血停胃

证候:胃脘疼痛,状如针刺或刀割,痛有定处而拒按,入夜尤甚。病程日久,胃痛反复发作而不愈,面色晦暗无华,唇暗,舌质紫暗或有瘀斑,脉涩。

分析:气滞则血瘀,或吐血、便血之后,离经之血停积于胃,胃络不通,而成瘀血,瘀血停胃,故疼痛状如针刺或刀割,固定不移,拒按;瘀血不净,新血不生,故面色晦暗无华,唇暗;舌质紫暗,或有瘀点、瘀斑,脉涩,为血脉瘀阻之象。

(六)胃阴亏耗

证候:胃脘隐痛或隐隐灼痛,伴嘈杂似饥,饥不欲食,口干不思饮,咽干唇燥,大便干结,舌体瘦,质嫩红,少苔或无苔,脉细而数。

分析:气郁化热,热伤胃津,或瘀血积留,新血不生,阴津匮乏,阴津亏损则胃络失养,故见胃脘隐痛;若阴虚有火,则可见胃中灼痛隐隐;胃津亏虚则胃纳失司,故嘈杂似饥,知饥而不欲纳食;阴液亏乏,津不上承,故咽干唇燥;阴液不足则肠道干涩,故大便干结;舌体瘦,舌质嫩红,少苔或无苔,脉细而数,皆为胃阴不足而兼虚火之象。

(七)脾胃虚寒

证候:胃脘隐痛,遇寒或饥时痛剧,得温或进食则缓,喜暖喜按。伴面色不华,神疲肢怠,四末不温,食少便溏,或泛吐清水。舌质淡而胖,边有齿痕,苔薄白,脉沉细无力。

分析:胃病日久,累及脾阳。脾胃阳虚,故胃痛绵绵,遇寒或饥时痛剧,得温或进食则缓,喜暖喜按;气血虚弱,故面色不华,神疲肢怠;阳气虚不达四末,故四肢不温;脾虚不运,转输失常,故食少便溏;脾阳不振,寒湿内生,饮邪上逆,故泛吐清水;舌质淡而胖,边有齿痕,苔薄白,脉沉细无力,为脾胃虚寒之象。

五、治疗

治疗以理气和胃止痛为主,审证求因,辨证施治。邪盛以祛邪为急,正虚以扶正为先,虚实夹杂者,则当祛邪扶正并举。虽有"通则不痛"之说,但决不能局限于狭义的"通"法,要从广义的角度理解和运用"通"法。属于胃寒者,散寒即所谓通;属于血瘀者,化瘀即所谓通;属于食停者,消食即所谓通;属于气滞者,理气即所谓通;属于热郁者,泻热即所谓通;属于阴虚者,益胃养阴即所谓通;属于阳虚者,温运脾阳即所谓通。

(一)中药治疗

1.寒邪客胃

治法:温胃散寒,行气止痛。

处方:香苏散合良附丸加减。

方中高良姜、吴茱萸温胃散寒;香附、乌药、陈皮、木香行气止痛。

如兼见恶寒、头痛等风寒表证者,可加苏叶、藿香等以疏散风寒,或内服生姜汤、胡椒汤以散寒止痛;若兼见胸脘痞闷,胃纳呆滞,嗳气或呕吐者,是为寒夹食滞,可加枳实、神曲、鸡内金、制半夏、生姜等以消食导滞,降逆止呕。若寒邪郁久化热,寒热错杂,可用半夏泻心汤辛开苦降,寒热并调。

中成药可选用良附丸、胃痛粉等。

2.饮食伤胃

治法:消食导滞,和胃止痛。

处方:保和丸加减。

方中神曲、山楂、莱菔子消食导滞;茯苓、半夏、陈皮和胃化湿;连翘散结清热。

若脘腹胀甚者,可加枳实、砂仁、槟榔等以行气消滞;若胃脘胀痛而便闭者,可合用小承气汤或改用枳实导滞丸以通腑行气;胃痛急剧而拒按,伴见苔黄燥、便秘者,为食积化热成燥,则合用大承气汤以泻热解燥,通腑荡积。

中成药可选用加味保和丸、枳实消痞丸等。

3.肝气犯胃

治法:疏肝解郁,理气止痛。

处方:柴胡疏肝散加减。

方中柴胡、芍药、川芎、郁金、香附疏肝解郁;陈皮、枳壳、佛手、甘草理气和中。

若胃痛较甚者,可加川楝子、延胡索以加强理气止痛作用;嗳气较频者,可加沉香、旋覆花以顺气降逆;泛酸者加乌贼骨、煅瓦楞子中和胃酸。痛势急迫,嘈杂吐酸,口干口苦,舌红苔黄,脉弦或数,乃肝胃郁热之证,改用化肝煎或丹栀逍遥散加黄连、吴茱萸以疏肝泻热和胃。

中成药可选用气滞胃痛冲剂、胃苏冲剂等。

4.湿热中阻

治法:清化湿热,理气和胃。

处方:清中汤加减。

方中黄连、栀子清热燥湿;制半夏、茯苓、草豆蔻祛湿健脾;陈皮、甘草理气和中。

湿偏重者加苍术、藿香燥湿醒脾;热偏重者加蒲公英、黄芩清胃泻热;伴恶心呕吐者,加竹茹、橘皮以清胃降逆;大便秘结不通者,可加大黄(后下)通下导滞;气滞腹胀者加厚朴、枳实以理气消胀;纳呆少食者,加神曲、谷芽、麦芽以消食导滞。

中成药可选用清胃和中丸。

5.瘀血停胃

治法:理气活血,化瘀止痛。

方药:失笑散合丹参饮加减。

前方以五灵脂、蒲黄活血祛瘀,通利血脉以止痛;后方重用丹参活血化瘀,檀香、砂仁行气止痛。

若因气滞而致血瘀,气滞仍明显时,宜加理气之品,但忌香燥太过。若血瘀而兼血虚者,宜合四物汤等养血活血之味。若血瘀而兼脾胃虚衰者,宜加炙黄芪、党参等健脾益气以助血行。若瘀血日久,血不循常道而外溢出血者,应按照吐血、便血做相应处理。

中成药可选用九气拈痛丸。

6.胃阴亏耗

治法:滋阴益胃,和中止痛。

处方:益胃汤合芍药甘草汤加减。

方中沙参、玉竹补益气阴;麦冬、生地黄滋养阴津;冰糖生津益胃;芍药、甘草酸甘化阴,缓急止痛。

若气滞仍著时,加佛手、香橼皮、玫瑰花等轻清畅气而不伤阴之品;津伤液亏明显时,可加芦根、天花粉、乌梅等以生津养液;大便干结者,加火麻仁、郁李仁、瓜蒌仁等润肠之品。若兼肝阴亦虚,症见脘痛连胁者,可加白芍、枸杞子、生地黄等柔肝之品,也可用一贯煎化裁为治。

中成药可选用养胃舒胶囊。

7.脾胃虚寒

治法:温中健脾。

方药:黄芪建中汤加减。

方中以黄芪补中益气、饴糖益气养阴为君;以桂枝温阳气、芍药益阴血为臣;以生姜温胃、大枣补脾为佐;炙甘草调和诸药,共奏温中健脾,和胃止痛之功。

若阳虚内寒较重者,也可用大建中汤化裁,或加附子、肉桂、荜茇等温中散寒;兼泛酸者,可加黄连汁炒吴茱萸、煅瓦楞、海螵蛸等制酸之品;泛吐清水时,可予小半夏加茯苓汤或苓桂术甘汤合方为治;兼见血虚者,也可用归芪建中汤治之。若胃脘坠痛,证属中气下陷者,可用补中益气汤化裁为治。

此外,临床上胃强脾弱,上热下寒者也不少见,症状除胃脘疼痛以外,还可见恶心呕吐,嗳气,肠鸣便溏或大便秘结,舌质淡,苔薄黄腻,脉细滑等,治疗时,可选用半夏泻心汤、黄连理中汤或乌梅丸等以调和脾胃,清上温下。

中成药可选用人参健脾丸、参苓白术丸等。

(二)针灸治疗

1.基本处方

中脘、内关、足三里。中脘、足三里募合相配,内关属心包经,历络三焦,通调三焦气机而和胃,三穴远近结合,共同调理胃腑气机。

2.加减运用

(1)寒邪客胃证:加神阙、梁丘以散寒止痛,神阙用灸法。余穴针用平补平泻法。

(2)饮食伤胃证:加梁门、建里、璇玑以消食导滞。诸穴针用泻法。

(3)肝气犯胃证:加期门、太冲以疏肝理气,针用泻法。余穴针用平补平泻法。

(4)湿热中阻证:加阴陵泉、内庭以清利湿热,阴陵泉针用平补平泻法。余穴针用泻法。

(5)瘀血停胃证:加膈俞、阿是穴以化瘀止痛,针用泻法。余穴针用平补平泻法,或加灸法。

(6)胃阴亏耗证:加胃俞、太溪、三阴交以滋阴养胃。诸穴针用补法。

(7)脾胃虚寒证:加神阙、气海、脾俞、胃俞以温中散寒,神阙用灸法。余穴针用补法,或加灸法。

3.其他

(1)指针疗法:取中脘、至阳、足三里等穴,以双手拇指或中指点压、按揉,力度以患者能耐受并感觉舒适为度,同时令患者行缓慢腹式呼吸,连续按揉3～5分钟即可止痛。

(2)耳针疗法:取胃、十二指肠、脾、肝、神门、下脚端,每次选用3～5穴,毫针浅刺,留针30分钟;或用王不留行籽贴压。

(3)穴位注射疗法:根据中医辨证,分别选用当归注射液、丹参注射液、参附注射液或生脉注射液等,也可选用维生素 B_1 或维生素 B_{12} 注射液,按常规取2～3穴,每穴注入药液2～4 mL,每天或隔天1次。

(4)埋线疗法。取穴:肝俞、脾俞、胃俞、中脘、梁门、足三里。方法:将羊肠线用埋线针植入穴位内,无菌操作,每月1次,连续3次。适用于慢性胃炎之各型胃痛症者。

(5)兜肚法:取艾叶30 g,荜茇、干姜各15 g,甘松、山奈、细辛、肉桂、吴茱萸、延胡索、白芷各10 g,大茴香6 g,共研为细末,用柔软的棉布折成15 cm直径的兜肚形状,将上药末均匀放入,紧密缝好,日夜兜于中脘穴或疼痛处,适用于脾胃虚寒胃痛。

第四节 反 胃

反胃是以脘腹痞胀，宿食不化，朝食暮吐，暮食朝吐为主要临床表现的一种病。

一、历史沿革

反胃又称胃反。胃反之名，首见于汉代张仲景《金匮要略·呕吐哕下利病脉证治》篇。宋代《太平圣惠方·治反胃呕吐诸方》则称之为"反胃"。其后亦多以反胃名之。

《金匮要略·呕吐哕下利病脉证治》中说："趺阳脉浮而涩，浮则为虚，涩则伤脾，伤脾则不磨，朝食暮吐，暮食朝吐，宿谷不化，名为胃反。"明确指出本病的病机主要是脾胃损伤，不能腐熟水谷。有关治疗方面，提出了使用大半夏汤和茯苓泽泻汤，至今仍为临床所常用。

隋代巢元方《诸病源候论·胃反候》对《金匮要略》之说有所发挥，将病因、病机归纳为血气不足、胃寒停饮、气逆胃反，指出"荣卫俱虚，其血气不足，停水积饮，在胃脘则脏冷，脏冷则脾不磨，脾不磨则宿谷不化，其气逆而成胃反也"。

唐代王冰在《黄帝内经·素问》注文中更将本病精辟总结为"食入反出，是无火也"。宋代《圣济总录·呕吐门》也说："食久反出，是无火也。"

金元时期，朱丹溪《丹溪心法·翻胃》提出血虚、气虚、有热、有痰之说，治法方药则更趋丰富全面。

明代张景岳对于反胃的病因、病机、辨证、治法、方药等有了系统性的阐发，他在《景岳全书·反胃》一节中说："或以酷饮无度，伤于酒湿，或以纵食生冷，败其真阳；或因七情忧郁，竭其中气，总之，无非内伤之甚，致损胃气而然。"又说："反胃一证，本属火虚，盖食入于胃，使果胃暖脾强，则食无不化，何至复出……然无火之由，则犹有上中下三焦之辨，又当察也。若寒在上焦，则多为恶心，或泛泛欲吐者，此胃脘之阳虚也；若寒在中焦，则食入不化，每食至中脘，或少顷，或半日复出者，此胃中之阳虚也；若寒在下焦，则朝食暮吐，或暮食朝吐，乃以食入幽门，丙火不能传化，故久而复出，此命门之阳虚也""虚在上焦，微寒呕吐者，惟姜汤为最佳，或橘皮汤亦可……虚在中焦而食入反出者，宜五君子煎、理中汤……虚在下焦而朝食暮吐……其责在阴，非补命门以扶脾土之母则火无以化，土无以生，亦犹釜底无薪,不能腐熟水谷,终无济也。宜六味回阳饮,或人参附子理阴煎,或右归饮之类主之。此屡用之妙法,不可忽也""反胃由于酒湿伤脾者,宜葛花解醒汤主之,若湿多成热而见胃火上冲者,宜黄芩汤或半夏泻心汤之类主之。"其中补命门火之说是他对本病治疗上的一大创见。

明代李中梓根据临床实际,进一步丰富了反胃的辨证内容。他在《医宗必读·反胃噎塞》中说:"反胃大都属寒,然亦不可拘也。脉大有力,当作热治,脉小无力,当作寒医。色之黄白而枯者为虚寒,色之红赤而泽者为实热,以脉合证,以色合脉,庶乎无误。"

清代李用粹《证治汇补·反胃》对七情致病认识较为深刻。他说:"病由悲愤气结,思虑伤脾……皆能酿成痰火,妨碍饷道而食反出。"对反胃的病因、病机,做了新的补充。清代陈士铎《石室秘录·噎嗝反胃治法》说:"夫食入于胃中而吐出,似乎病在胃也,谁知胃为肾之关门,肾病而胃始病。"这种看法,与张景岳补命门以扶脾土的观点基本相同。清代沈金鳌《杂病源流犀烛·噎塞反胃关格源流》言:"反胃原于真火衰微,胃寒脾弱,不能纳谷,故早食晚吐,日日如此,以饮食入胃,既抵胃之下脘,复返而出也。若脉数,为邪热不杀谷,乃火性上炎,多升少降也"。同时指出:"亦有瘀血阻滞者,亦有虫而反出者,亦有火衰不能生土,其脉沉迟者。"进一步丰富了对反胃病因、病机的认识。

以上所引各家之说,从不同的方面对反胃做了阐述,使本病的辨证论治内容日趋完善。

二、范围

西医学的胃、十二指肠溃疡病,胃、十二指肠憩室,急慢性胃炎,胃黏膜脱垂症,十二指肠郁积症,胃部肿瘤,胃神经症等,凡并发胃幽门部痉挛、水肿、狭窄,或胃动力紊乱引起胃排空障碍,而在临床上出现脘腹痞胀,宿食不化,朝食暮吐,暮食朝吐等症状者,均可参照本节内容辨证论治。

三、病因、病机

反胃多由饮食不节,酒色过度,或长期忧思郁怒,损伤脾胃之气,并产生气滞、血瘀、痰凝阻胃,使水谷不能腐熟,宿食不化,导致脘腹痞胀,胃气上逆,朝食暮吐,暮食朝吐。

(一)脾胃虚寒

饥饱失常,嗜食寒凉生冷,损及脾阳,以致脾胃虚寒,不能消化谷食,终至尽吐而出。思虑不解,或久病劳倦多可伤脾,房劳过度则伤肾。脾伤则运化无能不能腐熟水谷,肾伤则命火衰微,不能温煦脾土,则脾失健运,谷食难化而反。

(二)痰浊阻胃

酒食不节、七情所伤、房事、劳倦等病因,均可损伤脾胃,因之水谷不能化为精微而成湿浊,积湿生痰,痰阻于胃,逐使胃腑失其通降下行之功效,宿食不化而成反胃。

(三)瘀血积结

七情所伤,肝胃气滞,或遭受外伤,或手术创伤等原因可导致气滞血瘀。胃络受阻,气血不和,胃腑受纳、和降功能不及,饮食积结而成反胃。

(四)胃中积热

多由于长期大量饮酒,吸烟,嗜食膏粱厚味,经常进食大量辣椒等辛烈之品,均可积热成毒,损伤胃气,而成反胃之证。抑或痰浊阻胃,瘀血积结,郁久化热。邪热在胃,火逆冲上,不能消化饮食,而见朝食暮吐,暮食朝吐。此即《素问·至真要大论》病机十九条中所说"诸逆冲上,皆属于火""诸呕吐酸……皆属于热"之意。

由此可见,本病病位在胃,脾胃虚寒、不能腐熟水谷是导致本病的最主要因素,但同时与肝、脾、肾等脏腑密切相关。除气滞、气逆外,还有痰浊、水饮、积热、瘀血等病理因素共同参与发病过程,而且各种病因、病机之间往往相互转化。痰浊、水饮多为脾胃虚寒所致;痰浊、瘀血等可使气虚、气滞、食停,同时也可郁久化热;诸因均可久病入络,而成瘀血积结。

四、诊断与鉴别诊断

(一)诊断

1.发病特点

反胃在临床上较为常见,患者以成年人居多,男女性别差异不大,对老年患者要特别提高警惕,注意是否有癌肿等病存在。

2.临床表现

本病一般多为缓起,先有胃脘疼痛,吐酸,嘈杂,食欲缺乏,食后脘腹痞胀等症状,若迁延失治或治疗不当,病情则进一步加剧,逐渐出现脘腹痞胀加剧,进食后尤甚,饮食不能消化下行,停积于胃腑,终致上逆而呕吐。其呕吐的特点是朝食暮吐,暮食朝吐,呕出物多为未经消化的食物,或伴有痰涎血缕;严重患者亦可呕血。

患者每因呕吐而不愿进食,人体缺乏水谷精微之濡养,日见消瘦,面色萎黄,倦怠无力。由于饮食停滞于胃脘不能下行,按压脘部则感不适,有时并可触及包块;振摇腹部,可听到漉漉水声。

脉象,舌质,舌苔,则每随其或寒或热,或虚或实而表现不同,可据此作为进一步的辨证依据。

(二)鉴别诊断

1.呕吐

从广义言,呕吐可以包括反胃,而反胃也主要表现为呕吐。但一般呕吐多是食已即吐,或不食亦吐,呕吐物为食物、痰涎、酸水等,一般数量不多。反胃则主要是朝食暮吐,暮食朝吐,患者一般进食后不立即呕吐,但因进食后,食物停积于胃腑,不能下行,至一定时间,则尽吐而出,吐后始稍感舒畅。所吐出的多为未经消化的饮食,而且数量较多。

2.噎膈

噎膈是指吞咽时哽噎不顺,饮食在胸膈部阻塞不下,和反胃不同。反胃一般多无吞咽哽噎,饮食不下是饮食不能下通幽门,在食管则无障碍。噎膈则主要表现为吞咽困难,饮食不能进入贲门。噎膈虽然也会出现呕吐,但都是食入即吐,呕吐物量不多,经常渗唾痰涎,据此亦不难做出鉴别。

五、辨证

(一)辨证要点

1.注意呕吐的性质和呕吐物的情况

反胃的主要特征是朝食暮吐,暮食朝吐,因此在辨证中必须掌握这一特点。要详细询问病史,例如,呕吐的时间、呕吐的次数、呕吐物性状及多少等,这对于辨证很有价值。

2.要细辨反胃的证候

反胃的辨证可概括为寒、热、痰、瘀 4 个主要证型。除从呕吐物的性质内容判断外,其他症状、脉象、舌质、舌苔、患者过去和现在的病史、身体素质等,均有助于辨证。

(二)证候

1.脾胃虚寒

症状:食后脘腹胀满,朝食暮吐,暮食朝吐,吐出宿食不化及清稀水液,吐尽始觉舒适,大便溏少,神疲乏力,面色青白,舌淡苔白,脉细弱。甚者面色苍白,手足不温,眩晕耳鸣,腰膝酸软,精神萎靡。舌淡白,苔白滑,脉沉细无力。

病机分析:此证之主要病机是脾胃虚寒,即胃中无火。因胃中无火,胃失腐熟通降之职,不能消化与排空,乃出现朝食暮吐,暮食朝吐,宿食不化之症状,一旦吐出,消除停积,故吐后即觉舒适。《素问·至真要大论》云:"诸病水液,澄澈清冷,皆属于寒。"患者吐出清稀水液,故云属寒,大便溏少,神疲乏力,面色青白,亦属脾胃虚寒;舌淡白,脉弱,均为阳气虚弱之征。其严重者面色苍白,手足不温,舌质淡白,脉沉细无力,为阳虚之甚;腰膝酸软,眩晕耳鸣属肾虚;精神萎靡属肾精不足神气衰弱之征。这些表现,是由肾阳衰弱,命火不足,火不生土,脾失温煦而致,此属脾肾两虚之证,较前述之脾胃虚寒更为严重。

2.胃中积热

症状:食后脘腹胀满,朝食暮吐,暮食朝吐,吐出宿食不化及混浊酸臭之稠液,便秘,溺黄短,心烦口渴,面红。舌红干,舌苔黄厚腻,脉滑数。

病机分析:朝食暮吐,暮食朝吐,宿食不化,是属反胃之症。《素问·至真要大论》说:"诸转反戾,水液浑浊,皆属于热。"今患者吐出混浊酸臭之液,故属于热证。内热消烁津液,故口渴便秘,小便短黄;内热熏蒸,故心烦,面红。舌红干,苔黄厚,脉滑数,皆为胃中积热之征。

3.痰浊阻胃

症状:经常脘腹胀满,食后尤甚,上腹或有积块,朝食暮吐,暮食朝吐,吐出宿食不化,并有或稠或稀之痰涎水饮,或吐白沫,眩晕,心下悸。舌苔白滑,脉弦滑,或舌红苔黄浊,脉滑数。

病机分析:有形痰浊,阻于中焦,故不论已食未食,常见脘腹胀满。呕吐白色痰涎水饮或白沫,乃痰浊之征;痰浊积于中焦,故可见上腹部积块;眩晕乃因痰浊中阻,清阳不升所致;心下悸为痰饮阻于心下;舌苔白滑,脉弦滑,是痰证之特征;舌红,苔黄浊,脉滑数者,是属痰郁化热的表现。

4.血瘀积结

症状:经常脘腹胀满,食后尤甚,上腹或有积块,朝食暮吐,暮食朝吐,吐出宿食不化,或吐黄沫,或吐褐色浊液,或吐血便血,上腹胀满刺痛拒按,上腹部积块坚硬,推之不移。舌质暗红或兼有瘀点,脉弦涩。

病机分析:有形之瘀血,阻于胃关,影响胃气通降下行,故不论已食未食,常见腹部胀满;吐黄沫或褐液,解黑便,皆由瘀血阻络,血液外溢所致;腹胀刺痛属血瘀;上腹积块坚硬,推之不移,舌暗有瘀点,脉涩等皆为血瘀之征。

六、治疗

(一)治疗原则

1.降逆和胃

以降逆和胃为基本原则,阳气虚者,合以温中健脾,阴液亏者,合以消养胃阴,气滞则兼以理气,有瘀血或痰浊者,兼以活血祛痰。病去之后,当以养胃气、胃阴为主。如此,方能巩固疗效,利于健康。

2.注意服药时机

掌握服药的时机,也是治疗反胃的一个关键。由于反胃患者,宿食停积胃腑,若在此时服药,往往不易吸收,影响药效。故反胃患者应在空腹时服药,或在宿食吐净后再服药,疗效较佳。

(二)治法方药

1.脾胃虚寒

治法:温中健脾,和胃降逆。

方药:丁蔻理中汤加减。方中以党参补气健脾,干姜温中散寒;寒多以干姜为君,虚多以党参为君;辅以白术健脾燥温;甘草补脾和中,加白豆蔻之芳香醒胃,丁香之理气降浊,共奏温阳降浊之功。

吐甚者,加半夏、砂仁,以加强降逆和胃作用。病久脾肾阳虚者,可在上方基础上,加入温补命门之药,如附子、肉桂、补骨脂、吴茱萸之类;如寒热错杂者,可用乌梅丸。

除上述方药之外,尚可用丁香透膈散或二陈汤加味。如《证治汇补·反胃》说:"主以二陈汤,加藿香、蔻仁、木香、砂仁、香附、苏梗。消食加神曲、麦芽,助脾加人参、白术,抑肝加沉香、白芍,温中加炮姜、益智,壮火加肉桂、丁香,甚用附子理中汤或八味丸。"又介绍用伏龙肝水煎药以补土,糯米汁以泽脾,代赭石以镇逆。《景岳全书·反胃》用六味回阳饮,或人参附子理阴煎,或右归饮之类,皆经验心得之谈,可供临床参考。

2.胃中积热

治法:清胃泻热,和胃降浊。

方药:竹茹汤加减。方中竹茹、栀子清胃泻热,兼降胃气;半夏、陈皮、枇杷叶和胃降浊。

热重可加黄芩、黄连;热积腑实,大便秘结,可加大黄、枳实、厚朴以降泄之。

久吐伤津耗气,气阴两虚,表现反胃而唇干口燥,大便干结,舌红少苔,脉细数者,宜益气生津养阴,和胃降逆,可用大半夏汤加味。《景岳全书·反胃》谓:"反胃由于酒湿伤脾者,宜葛花解醒汤主之,若湿多成热而见胃火上冲者,宜黄芩汤或半夏泻心汤之类主之。"亦可随宜选用。

3.痰浊阻胃

治法:涤痰化浊,和胃降逆。

方药:导痰汤加减。方中以半夏、南星燥湿化痰浊;陈皮、枳实以和胃降逆;茯苓、甘草以渗湿健脾和中。

痰郁化热者,宜加黄芩、黄连、竹茹;若体尚壮实者可用礞石滚痰丸攻逐顽痰。痰湿兼寒者,可加干姜、细辛;吐白沫者,其寒尤甚,可加吴茱萸汤;脘腹痞满、吐而不净者可选《证治汇补》木香调气散(白豆蔻、丁香、木香、檀香、藿香、砂仁、炙甘草)行气醒脾、化浊除满。

吐出痰涎如鸡蛋清者,可加人参、白术、益智仁,以健脾摄涎。如《杂病源流犀烛·噎塞反胃关格源流》云:"凡饮食入胃,便吐涎沫如鸡子白,盖脾主涎,脾虚不能约束津液,故涎沫自出,非参术益智不能摄也。"

4.瘀血积结

治法:祛瘀活血,和胃降浊。

方药:膈下逐瘀汤加减。方中以香附、枳壳、乌药理气和胃,气为血帅,气行则血行;复以川芎、当归、赤芍以活血;桃仁、红花、延胡索、五灵脂以祛瘀;牡丹皮以清血分之伏热。可再加竹茹、半夏以加强降浊作用。

吐黄沫,或吐血,便血者,可加降香、田七以活血止血;上腹剧痛者可加乳香、没药;上腹结块坚硬者,可加鳖甲、牡蛎、三棱、莪术。

(三)其他治法

(1)九伯饼:天南星、人参、半夏、枯矾、枳实、厚朴、木香、甘草、豆豉为末,老米打糊为饼,瓦上焙干,露过,每服一饼,细嚼,以姜煎平胃散下,此方加阿魏甚效。

(2)壁虎(即守宫)1~2只(去腹内杂物捣烂),鸡蛋1个。用法:将鸡蛋一头打开,装入壁虎,仍封固蒸熟,每天服1个,连服数天。

(3)雪梨1个、丁香50粒,梨去核,放入丁香,外用纸包好,蒸熟食用。

七、转归及预后

反胃之证,可由胃痛、嘈杂、泛酸等证演变而来,一般起病缓慢,变化亦慢。临床所分4证,可以独见,亦可兼见。

病初多表现为单纯的脾胃虚寒或胃中积热,其病变在无形之气,温之清之,适当调治,较易治疗。

患病日久,反胃频繁,除影响进食外,还可损伤胃阴,常在脾胃虚寒的同时并见气血、阴液亏虚;同时多为本虚而标实,或见寒热错杂,或合并痰浊阻胃或瘀血积结,其病变在有形之积,耗伤气血更甚,较难治疗。此时治疗时应注重温清同进,补泻兼施,用药平稳,缓缓图之。

久治不效,应警惕癌变可能。年高体弱者,发病之时已是脾肾两亏,全身日见衰弱,4种证候可交错兼见,进而发展为真阴枯竭或真火衰微之危症,则预后多不良。

八、预防与护理

要注意调节饮食,戒烟酒刺激之品,保持心情舒畅,避免房事劳倦。出现胃痛、嘈杂、泛酸之症者,应及时诊治,尽量避免贪食竹笋和甜腻等食品,以免变生反胃。得病之后,饮食宜清淡流质,避免粗硬食物;患者呕吐之时,应扶助患者以利吐出。药汁宜浓缩,空腹服。中老年患者一旦出现反胃,应注意排除癌肿可能。

第五节　噎　膈

噎膈是指以吞咽食物哽噎不顺,重则食物不能进入胃腑,食入即吐为主要临床表现的一种病证。噎,指吞咽时哽噎不顺;膈,指格拒,食物不能下,下咽即吐。噎较轻,是膈之前期表现,在临床中往往二者同时出现,故并称噎膈。

膈之病名,首见于《黄帝内经》。《素问·阴阳别论》篇指出"三阳结,谓之膈"。《灵枢·上膈》篇曰:"脾脉……微急为膈中,食饮入而还出,后沃沫"。在《黄帝内经》的许多章节中还记述了本病证的病因、病位、传变及转归,认识到其发病与精神因素、阳结等有关,所病脏腑多在胃脘,对后世治疗启迪很大。隋朝对此病有进一步的认识,如巢元方《诸病源候论·气膈候》中认为:"此由阴阳不和,脏气不理,寒气填于胸膈,故气噎塞不通,而谓之气噎"。并将噎膈分为气、忧、食、劳、思5噎;忧、恚、气、寒、热5膈。唐宋以后将噎膈并称,孙思邈《备急千金要方·噎塞论》引《古今录验》,对"五噎"的证候,做了详细描述:"气噎者,心悸,上下不通,噎哕不彻,胸胁苦痛"。至明清时期对其病因、病机的认识较为全面,如李用粹在《证治汇补·噎膈》篇中曰:"有气滞者,有血瘀者,有火炎者,有痰凝者,有食积者。虽分五种,总归七情之变,由气郁为火,火旺血枯,津液成痰,痰壅而食不化也"。这些理论至今仍有重要的指导意义。

现代医学的食管癌、贲门癌以及贲门痉挛、贲门弛缓、食管憩室、反流性食管炎、弥漫性食管痉挛、胃神经官能症等疾病,出现噎膈的临床表现时,可参考本节进行辨证论治。

一、病因、病机

噎膈之病,主要为七情内伤,饮食不节,年老体弱等原因,致使气、痰、瘀相互交阻,日久津气耗伤,食管失于润养,胃失通降而见噎膈。

(一)七情内伤

由于忧思恼怒,情志不遂,肝郁气滞,肝气横犯脾胃,脾伤则气结,运化失司,水湿内停,滋生痰浊,痰气相搏,阻于食管,食管不利或狭窄而见噎膈;肝伤则气郁,气郁则血凝,瘀血阻滞食管,饮食噎塞难下而成噎膈。

(二)饮食不节

因过食肥甘辛辣燥热之品,或嗜酒过度,造成胃肠积热,则津伤血燥,以致食管干涩而成噎膈。或常食发霉、粗糙之品,损伤食管脾胃而致噎膈。

(三)久病年老

由于大病久病,或年老气虚,或阴损及阳,久则脾肾衰败,阳气虚衰,运化无力,浊气上逆,壅阻食管咽喉,则吞咽困难而成噎膈。

噎膈之病位在食管,属胃所主,其病变脏腑又与肝、脾、肾有密切关系,因三脏与胃、食管皆有经络联系。脾为胃行其津液,若脾失健运,可聚湿生痰,阻于食管。胃气之和降,赖于肝气之条达,若肝失疏泄,则胃失和降,气机郁滞,久则气滞血瘀,食管狭窄。中焦脾胃赖于肾阴的濡养和肾阳的温煦,若肾阴不足,失于濡养,或脾肾衰败,阳气虚弱,运化受阻,浊气上逆均可发为噎膈。

噎膈之病因、病机复杂,但主要为七情内伤,饮食不节,日久则气郁生痰,气滞血阻,滞于食管而见噎膈;其次为年老体弱等原因,致阴津亏虚,气血枯燥,食管失于润养,干涩难下而见噎膈。但时常虚实交错,相互影响,互为因果,因而使病证极为复杂,病情缠绵难愈。

二、诊断要点

(一)症状

初起咽部或食管内有异物感,进食时有停滞感,继则咽下哽噎,重则食不得咽下或食入即吐。常伴有胃脘不适,胸膈疼痛,甚则形体消瘦,肌肤甲错,精神疲惫等。

(二)检查

口腔与咽喉检查,食管、胃的 X 线检查,食管与胃的内镜及病理组织学检查,食管脱落细胞学检查以及 CT 检查有助于早期诊断。

三、鉴别诊断

(一)梅核气

噎膈与梅核气两者均见吞咽过程中哽噎不舒的症状。梅核气为自觉咽喉中有物哽噎,吐之不出,咽之不下,但饮食咽下顺利,无噎塞感,系气逆痰阻于咽喉所致。噎膈则饮食梗阻难下,甚则不通。

(二)反胃

噎膈与反胃两者均有食入复出的症状,但反胃饮食能顺利咽下入胃,经久复出,朝食暮吐,暮食朝吐,宿谷不化,病症较噎膈轻,预后较好。

四、辨证

首先辨清噎膈的虚实。气滞血瘀,痰浊内阻者为实;津枯血燥,气虚阳弱者为虚。新病多实,或实多虚少;久病多虚,或虚中夹实。吞咽困难,哽噎不顺,胸膈胀痛者多实;食管干涩,饮食难下,或食入即吐者多虚。然而临证时,多为虚实相杂,应注意详辨。噎膈以正虚为本,夹有气滞、痰阻、血瘀等为标实。初起以标实为主,可见哽噎不舒,胸膈胀满、疼痛等气血郁滞之证。后期以正虚为主,出现形体消瘦,皮肤枯燥,舌红少津等津亏血燥之候;面色㿠白,形寒气短,面浮足肿等气虚阳微之证。临证时应仔细辨明标本的轻重缓急,利于辨证施治。

(一)气滞痰阻

1.证候

咽食梗阻,胸膈痞满,甚则疼痛,随情志变化可加重或减轻,伴有嗳气呃逆,呕吐痰涎,口干咽燥,大便干涩,舌质红,苔薄腻,脉弦滑。

2.分析

由于气滞痰阻于食管,食管不利,则咽食困难,胸膈痞满,遇情绪舒畅可减轻,精神抑郁则加重;气结津液不能上承,且郁热伤津,故口干咽燥;津不下润则大便干涩;痰气交阻,胃气上逆,则嗳气呃逆,呕吐痰涎;舌质红,苔薄腻,脉弦滑,为气郁痰阻,兼有郁热伤津之象。

(二)瘀血阻滞

1.证候

吞咽梗阻,胸膈疼痛,食不得下,甚则滴水难进,食入即吐,或吐出物如赤豆汁,兼面色暗黑,肌肤枯燥,形体消瘦,大便坚如羊屎,或便血,舌质紫暗,或舌红少津,脉细涩。

2.分析

血瘀阻滞食管或胃口,道路狭窄,故吞咽困难,胸膈疼痛,食不得下,食入即吐;久病阴伤肠燥,故大便干结,坚如羊屎;久瘀伤络,血渗脉外,则吐物如赤豆汁,或便血;长期饮食不入,化源告竭,肌肤失养,故形体消瘦,肌肤枯燥;面色暗黑,为瘀血阻滞之征;舌质紫暗,少津,脉细涩为血亏瘀结之象。

(三)津亏热结

1.证候

进食时咽喉梗涩而痛,水饮可下,食物难进,或入食即吐,兼胸背灼痛,五心烦热,口干咽燥,形体消瘦,肌肤枯燥,大便干结,舌质红而干,或有裂纹,脉弦细数。

2.分析

由于胃津亏耗,不能上润,故进食时咽喉梗涩而痛;热结痰凝,阻塞食管,故食物反出;热结灼阴,津亏失润,则口干咽燥,大便干结;胃不受纳,无以化生精微,故五心烦热,形体消瘦,肌肤枯燥;舌红而干,或有裂纹,脉弦细而数,均为津亏热结之象。

(四)脾肾阳衰

1.证候

长期吞咽受阻,饮食不下,胸膈疼痛,面色㿠白,形瘦神衰,气短畏寒,面浮足肿,泛吐清涎,腹胀便溏,舌淡苔白,脉细弱。

2.分析

噎膈日久,阴损及阳,脾肾阳衰,饮食无以受纳和运化,浊气上逆,故吞咽受阻,饮食不下,泛吐涎沫;脾肾衰败,化源衰微,肌体失养,故面色㿠白,形瘦神衰;阳气衰微,寒湿停滞,气短畏寒,面浮肢肿,腹胀便溏;舌淡苔白,脉细弱,均为脾肾阳衰之象。

五、治疗

噎膈的治疗在初期重在治标,宜以行气化痰、活血祛瘀为主;中、后期重在治本,以滋阴润燥、补气温阳为主。但本病表现极为复杂,常常虚实交错,治疗时应根据病情区分主次,全面兼顾。

(一)中药治疗

1.气滞痰阻

(1)治法:化痰解郁,润燥降气。

(2)处方:启膈散(《医学心悟》)。方中丹参、郁金、砂仁理气化痰,解郁宽胸;沙参、贝母、茯苓润燥化痰,健脾和中;荷叶蒂和胃降逆;杵糠治卒噎。

痰湿较重可加瓜蒌、天南星、半夏以助化痰之力;若津液耗伤加麦冬、石斛、天花粉以润燥;若郁久化热,心烦口干者,加黄连、栀子、山豆根;若津伤便秘者加桃仁、蜂蜜以润肠通便。

2.瘀血阻滞

(1)治法:活血祛瘀,滋阴养血。

(2)处方:通幽汤(《脾胃论》)。方中生地黄、熟地黄、当归身滋阴润肠,解痉止痛;桃仁、红花活血祛瘀,通络止痛;甘草益脾和中;升麻升清降浊。

若胸膈刺痛,酌加三七、丹参、赤芍、五灵脂活血祛瘀,通络止痛;胸膈闷痛,加海藻、昆布、贝母、瓜蒌软坚化痰,宽胸理气;若呕吐痰涎,加莱菔子、生姜汁以温胃化痰。

3.津亏热结

(1)治法:滋阴养血,润燥生津。

(2)处方:沙参麦冬汤(《温病条辨》)加减。方中沙参、麦冬、玉竹滋补津液;桑叶、天花粉养阴泻热;扁豆、甘草安中和胃;可加玄参、生地黄、石斛以助养阴之力;加栀子、黄连、黄芩以清肺胃之热。

若肠燥失润,大便干结,可加当归、瓜蒌仁、生首乌润肠通便;若腹中胀满,大便不通,胃肠热盛,可用人参利膈丸或大黄甘草汤泻热存阴,但应中病即止,以免耗伤津液;若食管干涩,口燥咽干,可用滋阴清膈饮以生津养胃。

4.脾肾阳衰

(1)治法:温补脾肾,益气回阳。

（2）处方：补气运脾汤（《统旨方》）加减。方中人参、黄芪、白术、茯苓、甘草补脾益气；砂仁、陈皮、半夏和胃降逆；加旋覆花降逆止呕；加附子、干姜温补脾阳；加枸杞子、杜仲温养肝肾，填充精血。若气阴两虚加石斛、麦冬、沙参以滋阴生津。

若中气下陷、少气懒言可用补中益气汤；若气血两亏、心悸气短可用十全大补汤加减。

在此阶段，阴阳俱竭，如因阳竭于上而水谷不入，阴竭于下而二便不通，称为关格，系开合之机已废，为阴阳离决的一种表现，当积极救治。

（二）针灸治疗

1.基本处方

取穴：天突、膻中、内关、上脘、膈俞、足三里、胃俞、脾俞。天突散结利咽，宽贲门；膻中、内关宽胸理气，降逆止吐；上脘和胃降逆，调气止痛；膈俞利膈宽胸；足三里、胃俞、脾俞和胃扶正。

2.加减运用

（1）气滞痰阻证：加丰隆、太冲以理气化痰，针用泻法。余穴针用平补平泻法。

（2）瘀血阻滞证：加合谷、血海、三阴交以行气活血，针用泻法。余穴针用平补平泻法。

（3）津亏热结证：加天枢、照海以滋补津液、泻热散结，针用补法。余穴针用平补平泻法。

（4）脾肾阳衰证：加命门、气海、关元以温补脾肾、益气回阳。诸穴针用补法，或加灸法。

3.其他

（1）耳针疗法：取神门、胃、食管、膈，用中等刺激，每天 1 次，10 次为 1 个疗程，或贴压王不留行籽。

（2）穴位注射疗法：取足三里、内关，用维生素 B_1、维生素 B_6 注射液，每穴注射 1 mL，每 3 天注射1次，10 次为 1 个疗程。

第四章

气血津液病证

第一节　肝　著

一、临床诊断

(一)症状与体征

(1)上腹右胁下部发生疼痛,有胀痛、刺痛、隐痛、剧痛等不同疼痛性质,可伴有右上腹部压痛。

(2)常伴食欲缺乏,厌食油腻,腹胀,恶心呕吐,嘈杂,泛酸,嗳气等上消化道症状。

(3)起病缓慢,多反复发作,发病多有诱因,如饱餐油腻,情绪焦躁、暴怒,过度劳累等。

(二)辅助检查

消化系彩超、CT、MRI、肝功能、肝炎系列、病毒定量检测等理化检查有明确的病毒性肝病、脂肪肝、胆囊炎等疾病,并排除其他引起上腹部疼痛的疾病。

二、病证鉴别

(一)肝著与真心痛

真心痛是心经病变所引起的心痛证,相当于西医学的急性冠脉综合征。真心痛多见于中老年人,有时可出现上腹痛,但多有高血压、糖尿病等病史,主要表现为起病较急,当胸而痛,且多为刺痛,有压榨感,动辄加重,痛引肩背,常伴心悸气短、汗出肢冷,病情危急。正如《灵枢·厥论》曰:"真心痛,手足青至节,心痛甚,<u>旦发夕死,夕发旦死</u>。"其病变部位、疼痛程度与特征、伴随症状及其预后等方面,与肝著有明显区别。

(二)肝著与腹痛

腹痛是以胃脘以下,耻骨毛际以上部位疼痛为主症,多相当于西医学的急、慢性胰腺炎以及外科急腹症(包括肠梗阻、腹膜炎、肠穿孔、宫外孕等),肝著以上腹部右胁下发生疼痛为主症,有胀痛、刺痛、隐痛、剧痛等不同疼痛性质,可伴有上腹部压痛。这就要从其疼痛的主要部位和如何起病来加以辨别。

(三)肝著与肠痈

肠痈(急性阑尾炎)病变初起,多表现为突发性胃脘部疼痛,随着病情的变化,很快由胃脘部转移至以右下腹部疼痛为主,且痛处拒按,腹皮拘急,右腿屈曲不伸,转侧牵引则疼痛加剧,多可伴有恶寒、发热、便秘等症。肝著患者始终局限于右胁下,一般无发热。

(四)肝著与胃癌

胃癌多以胃痛为主要症状,可伴呕血、黑便、消瘦等症。如胃痛日久,反复发作,伴消瘦、呕血、黑便等症者,更需详细询问病史,注意体格检查(包括左锁骨上淋巴结的触诊),同时及时行上消化道钡餐造影和电子胃镜等检查以明确诊断。

(五)西医鉴别诊断

(1)经电子胃镜、上消化道钡餐造影检查,可与急、慢性胃炎,胃、十二指肠溃疡病,胃黏膜脱垂、胃癌做鉴别诊断。

(2)血常规、腹部 X 线检查可与肠梗阻、肠穿孔等做鉴别诊断。

(3)心肌酶谱、肌钙蛋白、心电图检查可与心绞痛、心肌梗死做鉴别诊断。

三、病机转化

肝著的病位主要在肝胆,其病因、病机除气滞血瘀,直伤肝胆外,同时和脾胃、肾、心有关。实证以气滞、血瘀、湿热为主,虚证多属阴血亏损,肝失所养。

(一)肝气郁结

情志抑郁,或暴怒伤肝,肝失条达,疏泄不利,气阻络痹,而致肝著。

(二)瘀血停着

气郁日久,血流不畅,瘀血停积,胁络痹阻出现肝著;或强力负重,胁络受伤,瘀血停留,阻塞胁络,致使肝著。

(三)肝胆湿热

外湿内侵,或饮食所伤,脾失健运,痰湿中阻,气郁化热,肝胆失其疏泄,导致肝著。

(四)肝阴不足

久病或劳欲过度,精血亏损,肝阴不足,血虚不能养肝,使脉络失养,亦能导致肝著。

四、辨证论治

(一)辨证思路

1.辨虚实

一般来说,病程短、病势急,因肝郁气滞、血瘀痹阻或外感湿热之邪所致的肝著属实,证见疼痛剧烈,脉弦实有力。病程长、病势缓,因肝血不足、络脉失养所致属虚,证见疼痛隐隐,久久不解而喜按,脉弦细无力。

2.辨气血

一般来说,气滞以胀痛为主,且游走不定,痛无定处,时轻时重,症状的轻重每与情绪变化有关;血瘀以刺痛为主,且痛处不移,疼痛持续不已,局部拒按,入夜尤甚。

3.辨外感、内伤

外感是由湿热外邪侵犯肝胆,肝胆失于疏泄条达而致,伴有寒热表证,且起病急骤,同时可出现恶心、呕吐或目睛发黄、小便黄等症状,舌质红,苔黄腻,脉浮数或滑数;内伤是由肝郁气滞,瘀血内阻,或肝阴不足所引起,不伴有恶寒、发热的表证,且其病缓,病程长。

(二)治疗原则

肝著的治疗原则应根据"柔肝疏肝""活血化瘀""软坚散结""清利湿热""化痰"的理论,结合肝胆的生理特点,灵活运用。实证宜用理气、活血;虚证宜用滋阴、柔肝。

(三)分证论治

1.肝气郁结

(1)症状:以胀痛为主,走窜不定,疼痛每因情绪而增减,胸闷气短,食少纳呆,嗳气频作,苔薄,脉弦。

(2)病机分析:肝气失于条达,阻于脉络,故胁肋胀痛。气属无形,时聚时散,聚散无常,故疼痛走窜不定。情志变化与气之郁结关系密切,故疼痛随情志变化而有所增减。肝经气机不畅,故胸闷气短。肝气横逆,易犯脾胃,胃气上逆故食少嗳气。脉弦为肝郁之象。

(3)治法:疏肝理气。

(4)代表方药:柴胡疏肝散加减。方中柴胡疏肝,配香附、枳壳、陈皮以理气;川芎活血;芍药、甘草以缓急止痛。

(5)加减:胁痛重者,酌加青皮、川楝子、郁金以增强理气止痛的作用。若气郁化火,证见胁肋掣痛,心急烦躁,口干口苦,尿频便秘,舌红苔黄,脉弦数,可去川芎,加牡丹皮、栀子、黄连、川楝子、延胡索等以清肝理气、活血止痛。若气郁化火伤阴,证见胁肋隐痛,遇劳加重,心烦头晕,睡眠欠佳,舌红苔薄,少津,脉弦细数,可去川芎,加当归、何首乌、枸杞子、丹皮、栀子、菊花等以滋阴清热。若肝气横逆,脾失健运,证见胁痛、肠鸣腹泻者,可加白术、泽泻、薏苡仁等以健脾止泻。若胃失和降,证见恶心、呕吐者,可加陈皮、半夏、藿香、砂仁、苏叶、生姜等以降逆行气、和胃止呕。

2.瘀血停着

(1)症状:以刺痛为主,痛有定处,入夜更甚,胁下或见癥块,舌质紫暗,脉沉弦涩。

(2)病机分析:肝郁日久,气滞血瘀,或跌仆损伤,致瘀血停着,痹阻脉络,故胁痛如刺,痛处不移,入夜尤甚。郁结停滞,积久不散,则渐成癥块。舌质紫暗,脉沉弦涩,均属血瘀内停之征。

(3)治法:祛瘀通络。

(4)代表方药:旋覆花汤加减。方中茜草活血通经,旋覆花理气止痛。

(5)加减:方中可酌加郁金、桃仁、延胡索、归尾等以增强理气活血之力。若瘀血较重者,可用复原活血汤加减以活血祛瘀,通经活络。方中大黄、桃仁、红花破瘀散结、当归养血行瘀;柴胡疏肝行气,引药入经。若胁下有癥块,而正气未衰者,可加三棱、莪术、土鳖虫等以增强破瘀消坚之力。

3.肝胆湿热

(1)症状:胁痛,口苦,胸闷,纳呆,恶心、呕吐,目赤或目黄,身黄,小便黄赤,舌苔黄腻,脉弦滑数。

(2)病机分析:湿热蕴结于肝胆,肝络失和,胆不疏泄,故胁痛,口苦。湿热中阻,升降失常,故胸闷、纳呆、恶心、呕吐。肝开窍于目,肝火上炎,则目赤。湿热交蒸,胆汁不循常道而外溢,可出现目黄、身黄、小便黄赤。舌苔黄腻,脉弦滑数,均为肝胆湿热之征。

(3)治法:清热利湿。

(4)代表方药:龙胆泻肝汤加减。方中以龙胆草泻肝胆湿热,栀子、黄芩清热泻火,木通、泽泻、车前子清热利湿。

(5)加减:可酌加川楝子、青皮、郁金、半夏等以疏肝和胃,理气止痛。若有发热黄疸者,可加茵陈、黄柏以清热利湿除黄。若湿热煎熬,结成砂石,阻滞胆道,证见胁肋剧痛,连及肩背者,可加金钱草、郁金、鸡内金、海金沙、乌药等以利胆排石。若热盛伤津,大便秘结,腹部胀满者,可加大黄、芒硝以泻热通便。

4.肝阴不足

(1)症状:胁肋隐痛,悠悠不休,遇劳加重,口干咽燥、心中烦热,失眠,头晕目眩,舌红少苔,脉弦细而数。

(2)病机分析:肝郁日久化热,耗伤肝阴,或久病体虚,精血亏损,不能濡养肝络,故胁肋隐痛,悠悠不休,遇劳加重。阴虚易生内热,故口干咽燥,心中烦热,失眠。精血亏虚,不能上荣,故头晕目眩。舌红少苔,脉弦细而数,均为阴虚内热之象。

(3)治法:养阴柔肝。

(4)代表方药:一贯煎加减。方中生地黄、枸杞子滋养肝肾以滋水涵木,沙参、麦冬滋养肺肾以扶金制木,当归养肝血,川楝子理肝气。

(5)加减:若心中烦热,失眠可加焦栀子、炒酸枣仁、柏子仁以清热安神;若头晕目眩可加黄精、女贞子、墨旱莲、菊花以益肾清肝。

(四)其他疗法

1.单方验方

(1)青黛、明矾,共研细末,装入胶囊,每次2粒,每天3次,口服,具有清热退黄的作用,可用于黄疸经久不退,特别是淤胆型肝炎的患者。

(2)大黄甘草汤:生甘草10 g,生大黄15 g(后下)。水煎,每天1剂,分2次服。用于急性病毒性肝炎。

(3)茵板合剂:茵陈蒿15 g,板蓝根35 g。水煎2次,将药汁一起浓煎至200 mL,加白糖,每次100 mL,每天2次。主治黄疸性肝炎。

(4)降酶合剂:贯众15 g,牡丹皮20 g,败酱草30 g,茯苓20 g。用于慢性肝炎谷丙转氨酶升高者。

(5)复方水飞蓟蜜丸:水飞蓟、五味子各半,制成蜜丸,每丸含生药10 g,每次1丸,天3次。用于慢性肝炎谷丙转氨酶升高者。

(6)茅根木贼汤:白茅根 15 g,木贼草 15 g,板蓝根 30 g,水煎服。适用于小儿急性肝炎,梗阻性黄疸。

(7)木瓜冲剂:木瓜生药 15 g,加蔗糖制成粉末颗粒,包装成药品备用。每次 1～2 包。主治黄疸性肝炎。

(8)泥鳅数条,放烘箱内烘干(温度 100 ℃为宜),研成粉末。每服 10～12 g,每天 3 次,饭后服。具有清热祛湿,退黄解毒功效。适用于黄疸性肝炎。

(9)柳芽 10 g,开水冲泡代茶频饮。具有清热、利尿、解毒功效。适用于黄疸性肝炎。

(10)车前草 30 g,煎服,每天 1 剂。用治于黄疸性肝炎。

(11)田基黄、蟛蜞菊,煎服,每天 1 剂。用于急性肝炎、慢性活动性肝炎。

(12)鸡骨草 30～60 g,煎服。用于退黄。

(13)垂盆草 30 g,水煎服,每天 1 次,连服 2 周为 1 个疗程。适用于各型肝炎引起的胁痛。

2.针灸疗法

(1)实证:取厥阴、少阳经穴为主。毫针刺用泻法。

处方:期门、支沟、阳陵泉、足三里、太冲。

方义:肝与胆为表里,厥阴、少阳之脉,同布于胁肋,故取期门、太冲。循经远取支沟、阳陵泉以疏肝胆经气,使气血畅通,奏理气止痛之功。佐以足三里和降胃气而消痞。

(2)虚证:取背俞穴和足厥阴经穴为主。毫针刺用补法,或平补平泻。

处方:肝俞、肾俞、期门、行间、足三里、三阴交。

方义:肝阴血不足,取肝俞、肾俞,用补法可充益肝肾之阴。期门为肝之募穴,近取以理气。行间为肝之荥穴,用平泻法以泻络中虚热。配足三里、三阴交扶助脾胃,以滋生化之源。

第二节　肝　癖

一、临床诊断

(一)症状与体征

(1)肝区疼痛或胀闷,或仅有右侧胁肋部轻微不适感。

（2）常伴疲乏，腹胀不适，纳呆，口黏、口苦，恶心，嗳气，泛酸等消化系统症状，形体多肥胖。

（3）起病多缓慢，多有过食肥甘厚腻，长期饮酒，体力劳动及体育锻炼较少等不良生活习惯。

（4）右肋下可触及稍大之肝脏，表面光滑，触痛不明显。

（5）实验室检查可有血脂增高及肝功能异常，肝脏 B 超及 CT 提示脂肪肝，肝活检组织学改变符合脂肪肝的病理学诊断标准。

（二）辅助检查

肝组织学检查（简称肝活检）是目前本病诊断及分类鉴别最可靠手段，可准确判断肝组织脂肪贮积、炎症和纤维化程度。而影像学检查是目前诊断本病常用的检查方法，其中 B 超已作为拟诊脂肪肝的首选方法，B 超检查可大致判断肝内脂肪浸润的有无及其在肝内的分布类型，但 B 超检查对肝内脂肪浸润程度的判断仍不够精确，并且对肝内炎症和纤维化的识别能力极差。而 CT 腹部平扫对脂肪肝的诊断有很高的敏感性，局灶性脂肪肝有其特征性 CT 表现，可用于评估药物防治脂肪肝的效果。目前尚无一种定性或定量诊断脂肪肝的实验室检查指标，但血液实验室检查对于判断脂肪肝的病因、可能的病理阶段及对其预后有一定的参考价值。包括肝功能、血脂、血糖、血清纤维化指标等检查。此外，身高、体重、腰围、臀围、体质指数（BMI）（BMI＝体重/身高^2）、腰臀比（WHR）（WHR＝腰围/臀围）也与本病密切相关。

二、病证鉴别

（一）肝癖与胁痛

肝癖与胁痛均可出现胁肋部疼痛不适症状，但胁痛多不伴胁下积块，起病可急可缓，发作时多伴有情志不舒，胁痛病因除饮食、情志、劳欲等内因外，尚有外感湿热、跌仆损伤等外因，多对应于西医学的急、慢性肝炎，胆系疾病，肋间神经痛及胁肋部外伤等；而肝癖可出现胁下痞块，起病缓慢，除肥胖外早期可无明显临床症状，病因多为内伤所致，对应于西医学的脂肪肝。

（二）肝癖与肝著

肝癖又名肝胀。肝著病名出自《金匮要略·五脏风寒积聚病脉证并治》："肝著，其人常欲蹈其胸上，先未苦时，但欲饮热，旋覆花汤主之。"肝著是因肝热病、肝瘟等之后，肝脏气血郁滞，著而不行，以右胁痛，右胁下肿块，用手按捺捶击稍舒,肝功能异常等为主要表现疾病。本病主要指西医学所说的慢性肝炎,包括慢性迁延性肝炎和慢性活动性肝炎。以胸胁部痞闷不舒,甚或胀痛,用手按捺捶击稍舒,并喜热饮,一般有急性发病史,体型多不胖,肝功能异常,血清病毒学及B超等检查可资鉴别。

(三)肝癖与肝积

肝积是以右胁痛,或胁下肿块,腹胀纳少及肝瘀证候为主要表现的积聚类疾病。《脉经·平五脏积聚脉证》曰:"诊得肝积,脉弦而细,两胁下痛……身无膏泽……爪甲枯黑。"肝积多由肝著发展而来,而且可进展为臌胀、肝癌。对应于西医学的肝硬化,相应的血液及影像学检查可确诊。肝癖虽同样有胁痛,胁下肿块及消化道症状,但一般无明显消瘦及淤血、出血征象,血脂升高及影像学检查发现脂肪肝有助于鉴别。

(四)肝癖与肝痨

肝痨是因痨虫侵及肝脏,阻碍疏泄,耗吸营养,蚀耗肝阴。以右胁痛,右胁下肿块,潮热,盗汗,消瘦等为主要表现的痨病类疾病,对应于西医学的肝结核。既往结核病史或肝外结核发现对诊断有提示作用,相应结核相关检查和对抗结核药物治疗有效有助于确诊。肝癖多形体肥胖,无结核病史,不会出现结核中毒症状。

(五)肝癖与肝瘤、肝癌

肝瘤、肝癌B超及CT等检查可见局限性占位性病变,而非弥漫性肝大。

三、病机转化

肝癖多因饮食不节、劳逸失度、情志失调、久病体虚、禀赋不足等因素导致脾失健运、肝失疏泄、肾失气化,痰浊、瘀血内生,日久互结于胁下。

(一)病机关键

病机关键在于脏腑功能失调,气血津液运行失常,痰浊瘀血蕴结于肝。饮食不节,劳逸失度,伤及脾胃,脾失健运;或情志失调,肝气郁结,肝气乘脾,脾失健运;或久病体虚,脾胃虚弱,脾失健运,导致湿浊内停。湿邪日久,郁而化热,而出现湿热内蕴。禀赋不足或久病及肾,肾精亏损,气化失司,痰浊不化,蕴结于内,阻滞气机,气滞血瘀,瘀血内停,阻滞脉络,最终导致痰瘀互结。

(二)病位在肝,涉及脾、肾、胆、胃等脏腑

肝的疏泄功能正常,则气机调畅,气血和调,津液敷布。若失其疏泄,则气机

不畅,水道不利,气津不化,气血津液输布代谢障碍,水停饮聚,凝而成痰成脂,阻于经络,聚于脏腑。同时,肝的疏泄功能正常,是脾胃正常升降的重要条件,肝主疏泄,脾主运化,两者关系密切,相互协调。正所谓"肝木疏土,脾土荣木,土得木而达之,木赖土以培之"。若肝之疏泄功能失常,直接影响脾的运化升清功能。表现为肝失疏泄,脾失健运,精微不布,聚湿生痰,壅于肝脏,日久渐积,终致肝癖。

此外,肝之疏泄功能还体现在胆汁的分泌与排泄方面,而胆汁正常分泌和排泄,有助于脾胃的运化功能。若肝失疏泄,胆不能正常泌输胆汁,净浊化脂,则浊脂内聚于肝,也可形成肝癖。

饮食入胃,其消化吸收过程虽然在胃和小肠内进行,但必须依赖于脾的运化功能,才能将水谷化为精微,再经脾的转输和散精功能把水谷精微"灌溉四旁",布散周身。脾的运化功能健旺,津液上升,糟粕下降,就能防止气血津液发生不正常的停滞,阻止痰湿浊瘀等病理产物的生成;反之,则导致气血津液停滞,痰湿膏脂内蕴。

肾主体内五液,有维持体内水液平衡的功能。肾中阳气亏虚,气化失司,不能温煦脾阳,则津液内停,清阳不升,浊阴不降,清从浊化,津液内停化为痰浊。若肾阳不足,气化功能减弱,不能蒸化津液,液聚脂凝而成肝癖。若房事不节,暗耗肾精,或久病伤阴途穷归肾,或热入下焦,劫耗肾精,皆可致肾阴亏虚。肝肾同源,肾阴受伐,水不涵木,肝之阴血愈亏,阴虚火旺灼津成痰成瘀,或阴损及阳,气化失司,津液内停,或肝失疏泄,脾失健运,浊瘀停聚于肝而成肝癖。

(三)病理性质属本虚标实,以脾肾亏虚为本,痰浊血瘀为标

盖肝主疏泄,脾主运化,肾司气化,人之一身气血津液有赖于肝、脾、肾等脏腑的功能协调有节,否则,必然会引起气血津液的代谢失常,滋生本病。故其虚为本,其实为标,"本虚标实"是本病的重要特征。就邪实而言,主要是痰湿热瘀阻于经络,结于胁下而成。痰之为物,随气升降,无处不到。若流注经络,则脉络阻滞;结于局部,则成痰核积聚。痰来自津,瘀本乎血。痰浊停滞,脉道不利,瘀血滋生,可致痰瘀互结。肝癖患者每有痰湿阻滞,气机不利,血行不畅,则瘀血阻络蕴而不散,津液涩渗,蓄而不去,积于胁下则伤肝。痰浊瘀血蕴结,日久化热;或肝炎后治疗不彻底,湿热未清,加以肥甘油腻、酒食过多皆能助湿生热,最终导致痰湿热瘀蕴结肝胆,形成肝癖。

(四)病程有早、中、晚之分,在气在血之别

肝癖早、中期,以痰湿偏盛为主,痰湿可以热化;随着病情进展,血瘀之征渐露;晚期以血瘀居多,痰湿少见。早期肝气不疏为主,肝郁可以化火,也可以出现肝胆湿热;继之为气滞血瘀,日久则可出现肾气亏虚;郁热、湿热及痰热又可耗伤阴血。对于脏腑虚实的转化,早期多见脾气虚、肝气郁结,继之肝郁气滞、脾虚益甚,日久肝、脾、肾俱虚,既有肝脾气血亏虚,又伴肾精耗损。

(五)病延日久,变证丛生

肝癖迁延日久,久病入络,可致痰瘀阻络,气血津液运行障碍,水湿停蓄体内,而生臌胀、水肿等变证。或瘀血阻络,血不循经,而出现呕血、便血等血证之表现。或气滞血瘀痰凝日久,内结于腹中,而成积聚之证。

四、辨证论治

(一)辨证思路

1.辨虚实

本病病性属本虚标实,临床表现为虚实夹杂之证,故首先应辨别本虚与标实之轻重。以标实为主者,体质多较壮实,胁肋部胀满疼痛较明显,苔多浊腻,脉多弦而有力;而以正虚为主者,病程较长,多见羸弱、神疲乏力、纳呆腹胀、腰膝酸软、胁肋部隐痛不适等症,舌质暗,脉多细弱无力。

2.辨气血

本病初期多以气滞为主,多见胁肋部胀满疼痛,情志不舒,遇忧思恼怒加重,喜叹息,得嗳气、矢气稍舒,舌淡红,脉弦;日久可见气滞血瘀或痰瘀阻络,症见胁肋部隐痛,痛势绵绵或为刺痛,痛处固定,胁下痞块,伴面色晦暗,舌暗,脉弦涩等。

3.辨邪气

本病以气滞、血瘀、痰湿、郁热为标,临床应仔细辨别邪气的种类。以气滞为主要表现者,多见胁肋部胀痛,胸闷,喜叹息,烦躁易怒,脉弦等。以血瘀为主要表现者,多见胁下痞块,刺痛或钝痛,面色晦暗,舌质紫暗或有瘀点、瘀斑,脉涩等。以痰湿为主者,多见形体肥胖,胁肋部胀闷不适,胸闷腹胀,纳呆便溏,头昏乏力,苔腻,脉滑等。郁热为主者,多见口干口苦,身目发黄,大便不爽,小便短赤,舌红苔黄,脉数等。

4.辨脏腑

本病到后期多有正气亏虚表现,临床以肝、脾、肾三脏的亏虚尤为多见,故临床还应结合脏腑辨证以确定治疗的重点。以肝之阴血不足为主要表现者,多有眩晕,两目干涩,胁肋部隐痛,口干,急躁易怒等。脾虚多见阳气的亏虚,可出现腹胀,纳呆,呕恶,便溏,四肢不温等表现。肾主一身之阴阳,临床可表现为肾阴或肾阳的不足,其中临床以肾阳虚较为多见,表现为腰膝冷痛,畏寒喜暖,下肢乏力,反应迟钝,面色㿠白,舌淡胖,边有齿痕,脉沉细等。

肝癖早期邪气不盛,正气尚足,治疗以祛邪和调理脏腑功能为主,通过适当的调治可完全康复;若失治、误治,病情进展,痰瘀互结,正气渐虚,则治疗颇为棘手,需攻补兼施,疗程较长且病情易于反复,但只要调治得当,持之以恒,仍有可能完全康复;肝癖晚期,正气大衰,邪气留着,治疗则应以扶正为主,兼以祛邪,而且"肝癖"后期可发展为肝积、臌胀等病证,并可出现水肿、血证、神昏等危重变证,治疗困难,预后不佳。

(二)治疗原则

肝癖的病机关键为脏腑功能失调,气血津液运行失常,痰浊瘀血蕴结于肝,因此治疗应以祛邪为主,可以采用化痰祛瘀之法,同时注意调理脏腑(肝、脾、肾)功能,既有利于痰瘀等邪气的祛除,又可防止产生新的病邪,达到治病求本的目的。另外,还应重视病因治疗,如嗜酒者戒酒,喜食肥甘厚腻者应改为清淡饮食,肥胖者进行必要的体育锻炼以消耗脂肪,减轻体重等。

(三)分证论治

1.肝郁气滞

(1)症状:肝区不适,两胁胀痛,抑郁烦闷,胸闷、喜叹息。时有嗳气,纳食减少,大便不调,月经不调,乳房胀痛。舌质红,苔白而薄,脉弦滑或弦细。

(2)病机分析:情志不舒导致肝失疏泄,气机郁滞,则可出现肝区不适,两胁胀痛,胸闷,乳房胀痛,抑郁烦闷,喜叹息等;脾胃升降失调,胃气上逆则可出现嗳气,脾失健运则可见纳呆食少,大便不调;肝失疏泄还可导致月经不调,脉呈弦象。

(3)治法:疏肝理气。

(4)代表方药:柴胡疏肝散加减,药用醋柴胡、枳壳、泽泻、陈皮、法半夏、郁金、白芍、大黄、山楂、生甘草。

(5)加减:气郁化火而见舌红苔黄、头晕目眩,急躁易怒者,加夏枯草、青黛、牡丹皮、栀子等泻肝经实火;伴阴血亏虚,口干,五心烦热,腰膝酸软者,加当归、生地黄、制首乌、枸杞子等滋阴清热,养血柔肝。

2.肝郁脾虚

(1)症状:胁肋胀闷,抑郁不舒,倦怠乏力,腹痛欲泻。腹胀不适,食欲缺乏,恶心欲吐,时欲太息。舌质淡红,苔薄白或白,有齿痕,脉弦细。

(2)病机分析:因忧思不解,可致肝失疏泄,脾失健运,气机郁滞故见胁肋胀闷,抑郁不舒,时欲太息;运化不及则可见腹胀、纳呆,恶心欲吐;肝气乘脾,故见腹痛欲泻;舌淡边有齿痕为脾虚之象,而脉弦则为肝郁之征。

(3)治法:疏肝健脾。

(4)代表方药:逍遥散加减,药用醋柴胡、炒白术、薄荷、炒白芍、当归、茯苓、山楂、生姜、生甘草。

(5)加减:肝郁明显者加香附、郁金、川楝子疏肝理气;脾虚明显者加山药、白扁豆、党参等益气健脾;血虚头晕、心悸、失眠者可加生熟地黄、枸杞子、酸酸枣仁等或以归脾汤为主方养血安神;有血瘀者加川芎、丹参、蒲黄、五灵脂等活血化瘀。

3.痰湿内阻

(1)症状:体态肥胖,右胁不适或胀闷,周身困重,大便黏滞不爽。脘腹胀满,倦怠无力,食欲缺乏,头晕恶心。舌质淡,舌苔白腻,脉沉滑。

(2)病机分析:素体肥胖者形有余而气不足,脾胃运化无力,痰湿内生,阻遏气机,肝气不舒,故见右胁不适或胀闷;清阳不升,浊阴不降故见头晕恶心,腹胀纳呆;湿邪阻遏,阳气不得敷布,故见周身困重,倦怠无力;舌淡,苔白腻,脉沉滑均为痰湿内阻之象。

(3)治法:健脾益气,化痰祛湿。

(4)代表方药:二陈汤加减,药用法半夏、陈皮、茯苓、泽泻、莱菔子、山楂、葛根、黄精、生白术、藿香、甘草。

(5)加减:痰湿郁而化热,症见口干、口苦,舌红、苔黄腻者,加茵陈、胆南星、竹茹等清热化湿;腹胀明显者加苍术、厚朴、枳实等燥湿醒脾,理气消胀;脾虚倦怠乏力,面色无华,纳食呆滞者加党参、山药、黄芪、神曲、炒二芽等益气健脾,消食和胃。

4.湿热蕴结

(1)症状:右胁肋部胀痛,周身困重,脘腹胀满或疼痛,大便黏腻不爽。身目发黄,小便色黄,口中黏滞,口干口苦。舌质红,舌苔黄腻,脉弦滑或濡数。

(2)病机分析:过食肥甘厚腻及辛辣炙煿可致湿热内生,或病后湿热未清,蕴结于中焦,熏蒸肝胆,故见胁肋胀痛,身目发黄;湿热壅滞,中焦气机不利,故见腹胀,周身困重,口中黏腻,口干口苦;湿热下注,故见大便黏腻不爽,小便色黄;舌红,苔黄腻,脉弦滑或濡数均为湿热内蕴之象。

(3)治法:清热利湿。

(4)代表方药:茵陈蒿汤加减,药用茵陈、栀子、大黄、虎杖、厚朴、车前草、茯苓、生白术、猪苓、泽泻。

（5）加减：胁痛明显者加柴胡、郁金、延胡索、川楝子等加强疏肝理气止痛之效；兼有血瘀而见胁肋刺痛，舌质紫暗者加土鳖虫、王不留行或配合膈下逐瘀汤以活血通络；湿热伤阴而见腰膝酸软，口干咽燥，五心烦热，舌红少苔者，加麦冬、枸杞子、天花粉、石斛滋阴润燥。

5.痰瘀互结

（1）症状：胁肋刺痛或钝痛，胁下痞块，面色晦暗，形体肥胖。胸脘痞满，咳吐痰涎，纳呆厌油，四肢沉重。舌质暗红、有瘀斑，舌体胖大，边有齿痕，苔腻，脉弦滑或涩。

（2）病机分析：痰浊蕴结日久，气血运行郁滞，痰瘀互结于胁下，故见胁肋刺痛，胁下痞块；痰湿内蕴，脾胃运化失常，故见胸脘痞满，纳呆厌油，咳吐痰涎；气血不畅，难以通达头面四肢，故见面色晦暗，肢体困重；舌体胖大色暗，苔腻，脉弦滑或涩均为痰瘀内阻之象。

（3）治法：活血化瘀，祛痰散结。

（4）代表方药：膈下逐瘀汤合二陈汤加减，药用柴胡、当归、桃仁、五灵脂、牡丹皮、赤芍、大腹皮、茯苓、生白术、陈皮、半夏、枳实。

（5）加减：痰热明显，症见咳痰黄稠，胸闷心烦，大便秘结者加竹茹、胆南星、全瓜蒌、大黄等清热化痰，通腑泄浊；胁腹部胀满较甚者加香附、川楝子、槟榔、厚朴等理气消胀；兼有肝肾亏虚，腰膝酸软，头晕眼花者，可配合一贯煎合六味地黄丸加减以滋补肝肾。

（四）其他疗法

1.单方验方

（1）丹参 20 g，陈皮 6 g，加水微煎代茶饮。适用于气滞血瘀者。

（2）佛手、香橼各 6 g，加水微煎代茶饮。适用于肝郁气滞者。

（3）丹参、山楂各 15 g，檀香 9 g，炙甘草 3 g，加水微煎代茶饮。适用于瘀血阻络者。

（4）赤小豆、薏米各 50 g，加水熬粥，适量温服。适用于湿邪困脾者。

（5）山楂 10 g，毛冬青 20 g，水煎服。适用于痰瘀互结者。

（6）生山楂、麦芽各 10 g，水煎服。适用于痰湿内蕴兼有食积者。

（7）茵陈 15 g，水煎代茶饮。适用于湿热蕴结者。

（8）山楂 30 g，葛根 15 g，明矾 1.2 g，水煎服。适用于痰湿内蕴者。

（9）半夏 5 g，瓜蒌皮 5 g，生山楂 5 g，丹参 5 g，生麦芽 5 g，水煎服。适用于痰湿阻滞者。

(10)何首乌 6 g,桑寄生 18 g,黄精 10 g,水煎服。适用于肝肾不足者。

2.中成药疗法

(1)强肝胶囊:每次 3 粒,每天 3 次,适用于脾虚气滞、湿热内阻证。

(2)逍遥散:每次 6～9 g,每天 1～2 次,适用于肝郁脾虚证。

(3)桑葛降脂丸:每次 4 g,每天 3 次,适用于脾肾亏损,痰湿瘀阻证。

(4)茵栀黄颗粒:每次 1 袋,每天 3 次,适用于湿热内蕴证。

(5)大黄䗪虫丸:每次 5 g,每天 3 次。适用于痰瘀互结证。

(6)绞股蓝总苷片(胶囊):每次 2～3 片(粒),每天 3 次,适用于气虚痰阻证。

(7)壳脂胶囊:每次 5 粒,每天 3 次,适用于痰湿内阻、气滞血瘀或兼有肝肾不足郁热证。

(8)血脂康胶囊:每次 2 粒,每天 2～3 次,适用于脾虚痰瘀阻滞证。

3.针灸疗法

针灸具有降脂、阻断胰岛素抵抗及过氧化反应的功效,一般取穴丰隆、足三里、太冲、肝俞、三阴交等,根据患者的情况采取不同手法及方式,或补或泻,或针或灸,或采用其他穴位刺激法。同时,根据辨证加减,肝郁气滞者加行间,用泻法;肝肾两虚者加太溪、照海、复溜,用补法;瘀血内阻者加血海、地机,用泻法;痰湿困脾者加公孙、商丘,用泻法。每次取 6～7 个穴位,留针 30 分钟,期间行针 1 次,15 次为 1 个疗程。另外还可选用穴位注射法:复方丹参注射液 2 mL,实证选双侧丰隆、阳陵泉交替穴位注射,虚证选双侧三阴交、足三里交替穴位注射。也可选用穴位埋线法(将羊肠线埋入穴位,利用羊肠线对穴位的持续刺激作用治疗疾病)。9 号注射针针头做套管,28 号 2 寸长的毫针剪去针尖做针芯,00 号羊肠线。埋线多选肌肉比较丰满的部位的穴位,以背腰部及下肢穴位最常用。但取穴要精简,每次埋线 1～3 穴,可双侧取穴,可间隔 15～20 天治疗 1 次。

4.外治疗法

(1)行气消瘀膏:川芎 12 g,香附 10 g,柴胡、芍药、青皮、枳壳各 6 g。将上述药物研细末,调拌麻油或其他辅料贴于大包、期门、章门等穴位处,可消胁下积块,适用于肝大、脾大者。

(2)朱代群等采用 DSG-Ⅰ型生物信息电脑肝病治疗仪联合自拟中药(茵陈蒿、栀子、大黄、丹参、虎杖、泽泻、垂盆草、陈皮等,白醋浸泡备用)和肝清解液湿巾,外敷照射区,将中药离子导入肝络治疗脂肪肝,取得了不错的疗效。

第三节　臌　胀

一、临床诊断

(一)临床表现

初起脘腹作胀,食后尤甚。继而腹部胀满如鼓,重者腹壁青筋显露,脐孔突起。

(二)伴随症状

常伴乏力、纳差、尿少及齿衄、鼻衄、皮肤紫斑等出血现象,可见面色萎黄、黄疸、手掌殷红、面颈及胸部红丝赤缕、血痣及蟹爪纹。

(三)病史

本病常有酒食不节、情志内伤、虫毒感染或黄疸、胁痛、癥积等病史。

腹腔穿刺液检查、血清病毒学相关指标检查、肝功能、B超、CT、MRI、腹腔镜、肝脏穿刺等检查有助于腹水原因的鉴别。

二、病证鉴别

(一)臌胀与水肿相鉴别

水肿是指体内水液潴留,泛滥肌肤,引起头面、眼睑、四肢、腹背甚至全身水肿的一种病证。严重的水肿患者也可出现胸腔积液、腹水,因此需与臌胀鉴别。

(二)臌胀与肠覃相鉴别

肠覃是一种小腹内生长肿物,而月经又能按时来潮的病证,类似卵巢囊肿。肠覃重症也可表现为腹部胀大膨隆,故需鉴别。

三、病机转化

臌胀的基本病理变化总属肝、脾、肾受损,气滞、血瘀、水停腹中。病变脏器主要在肝脾,久则及肾。喻嘉言曾概括为"胀病亦不外水裹、气结、血瘀"。气、血、水三者既各有侧重,又常相互为因,错杂同病。病理性质总属本虚标实。初起,肝脾先伤,肝失疏泄,脾失健运,两者互为影响,乃至气滞湿阻,清浊相混,此时以实为主;进而湿浊内蕴中焦,阻滞气机,既可郁而化热,而致水热蕴结,亦可因湿从寒化,出现水湿困脾;久则气血凝滞,隧道壅塞,瘀结水留更甚。肝脾日虚,病延及肾,肾火虚衰,不但无力温助脾阳,蒸化水湿,且开阖失司,气化不利,而致阳虚水盛;若阳伤及阴,或湿热耗伤阴津,则见肝肾阴虚,阳无以化,水津失布,故后期以虚为主。至此因肝、脾、肾三脏俱虚,运行蒸化水湿的功能更差,气滞、水停、血瘀三者错杂为患,壅结更甚,其胀日重,由于邪愈盛而正愈虚,故本虚标实,更为错综复杂,病势日益深重(图4-1)。

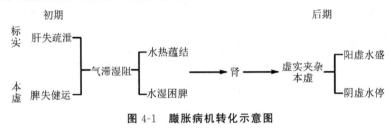

图4-1 臌胀病机转化示意图

四、辨证论治

(一)治则治法

根据标本虚实的主次确定相应治法。标实为主者,按气、血、水的偏盛,分别采用行气、活血、祛湿利水,并可暂用攻逐之法,同时配以疏肝健脾;本虚为主者,根据阴阳的不同,分别采取温补脾肾或滋养肝肾法,同时配合行气活血利水。由于本病总属本虚标实错杂,故治当攻补兼施,补虚不忘泻实,泻实不忘补虚。

(二)分证论治

1.气滞湿阻证

(1)证候:腹部胀大,按之不坚,胁下胀满或疼痛,饮食减少,食后腹胀,嗳气后稍减,尿量减少,舌白腻,脉弦细。

(2)治则:疏肝理气,健脾利水。

(3)主方:柴胡疏肝散合胃苓汤。

(4)方药:柴胡、枳壳、芍药、川芎、香附、白术、茯苓、猪苓、泽泻、桂枝、苍术、厚朴、陈皮。

若苔腻微黄,口干口苦,脉弦数,为气郁化火,可酌加牡丹皮、栀子;若胁下刺痛不移,面青舌紫,脉弦涩,为气滞血瘀者,可加延胡索、丹参、莪术;若见头晕失眠,舌质红,脉弦细数者,可加制首乌、枸杞子、女贞子等。

2.寒湿困脾证

(1)证候:腹大胀满,按之如囊裹水,胸脘胀闷,得热则舒,周身困重,畏寒肢肿,面浮或下肢微肿,大便溏薄,小便短少,舌苔白腻水滑,脉弦迟。

（2）治则：温中健脾，行气利水。

（3）主方：实脾饮。

（4）方药：附子、干姜、白术、木瓜、槟榔、茯苓、厚朴、木香、草果、甘草、生姜、大枣。

水肿重者，可加桂枝、猪苓、泽泻；脘胁胀痛者，可加青皮、香附、延胡索、丹参；脘腹胀满者，可加郁金、枳壳、砂仁；气虚少气者，加黄芪、党参。

3.湿热蕴结证

（1）证候：腹大坚满，脘腹绷急，外坚内胀，拒按，烦热口苦，渴不欲饮，小便赤涩，大便秘结或溏垢，或有面目肌肤发黄，舌边尖红，苔黄腻或灰黑而润，脉弦数。

（2）治则：清热利湿，攻下逐水。

（3）主方：中满分消丸合茵陈蒿汤、舟车丸。

（4）方药：黄芩、黄连、知母、茯苓、猪苓、泽泻、厚朴、枳壳、半夏、陈皮、砂仁、姜黄、干姜、人参、白术、甘草（中满分消丸）。茵陈、栀子、大黄（茵陈蒿汤）。甘遂、大戟、芫花、大黄、牵牛子、青皮、陈皮、槟榔、木香、轻粉（舟车丸）。

湿热壅盛者，去人参、干姜、甘草，加栀子、虎杖。攻下逐水用舟车丸，视病情与服药反应调整服用剂量。

4.肝脾血瘀证

（1）证候：腹大坚满，按之不陷而硬，青筋怒张，胁腹刺痛拒按，面色晦暗，头颈胸臂等处可见红点赤缕，唇色紫褐，大便色黑，肌肤甲错，口干饮水不欲下咽，舌质紫暗或边有瘀斑，脉细涩。

（2）治则：活血化瘀，行气利水。

（3）主方：调营饮。

（4）方药：川芎、赤芍、大黄、莪术、延胡索、当归、瞿麦、槟榔、葶苈子、赤茯苓、桑白皮、大腹皮、陈皮、官桂、细辛、甘草。

大便色黑可加三七、侧柏叶；积块甚者加水蛭；瘀痰互结者，加白芥子、半夏等；水停过多，胀满过甚者，可用十枣汤以攻逐水饮。

5.脾肾阳虚证

（1）证候：腹大胀满，形如蛙腹，撑胀不甚，朝宽暮急，面色苍黄，胸脘满闷，食少便溏，畏寒肢冷，尿少腿肿，舌淡胖边有齿痕，苔厚腻水滑，脉沉弱。

（2）治则：温补脾肾，化气行水。

（3）主方：附子理中丸合五苓散、济生肾气丸。

（4）方药：附子、干姜、党参、白术、甘草（附子理中丸）。猪苓、茯苓、泽泻、白术、桂枝(五苓散)。附子、肉桂、熟地黄、山茱萸、山药、牛膝、茯苓、泽泻、车前子、牡丹皮(济生肾气丸)。偏于脾阳虚者可用附子理中丸合五苓散;偏于肾阳虚者用济生肾气丸,或与附子理中丸交替使用。

食少腹胀,食后尤甚,可加黄芪、山药、薏苡仁、白扁豆;畏寒神疲,面色青灰,脉弱无力者,酌加淫羊藿、巴戟天、仙茅;腹筋暴露者,稍加赤芍、泽兰、三棱、莪术等。

6.肝肾阴虚证

(1)证候:腹大坚满,甚则腹部青筋暴露,形体反见消瘦,面色晦暗,口燥咽干,心烦失眠,时或衄血,小便短少,舌红绛少津,脉弦细数。

(2)治则:滋养肝肾,凉血化瘀。

(3)主方:六味地黄丸或一贯煎合膈下逐瘀汤。

(4)方药:熟地黄、山茱萸、山药、茯苓、泽泻、牡丹皮(六味地黄丸)。生地黄、沙参、麦冬、枸杞子、当归、川楝子(一贯煎)。五灵脂、赤芍、桃仁、红花、丹皮、川芎、乌药、延胡索、香附、枳壳、甘草(膈下逐瘀汤)。

偏肾阴虚以六味地黄丸为主,合用膈下逐瘀汤;偏肝阴虚以一贯煎为主,合用膈下逐瘀汤。

若津伤口干,加石斛、天花粉、芦根、知母;午后发热,酌加银柴胡、鳖甲、地骨皮、白薇、青蒿;齿鼻出血加栀子、芦根、藕节炭;肌肤发黄加茵陈、黄柏;若兼面赤颧红者,可加龟甲、鳖甲、牡蛎等。

7.臌胀出血证

(1)证候:轻者齿鼻出血,重者病势突变,大量吐血或便血,脘腹胀满,胃脘不适,吐血鲜红或大便油黑,舌红苔黄,脉弦数。

(2)治则:清胃泻火,化瘀止血。

(3)主方:泻心汤合十灰散。

(4)方药:大黄、黄连、黄芩。

十灰散凉血化瘀止血。酌加三七化瘀止血;若出血过多,气随血脱,汗出肢冷,可急用独参汤以扶正救脱。还应中西医结合抢救治疗。

8.臌胀神昏证

(1)证候:神志昏迷,高热烦躁,怒目狂叫,或手足抽搐,口臭便秘,尿短赤,舌红苔黄,脉弦数。

(2)治则:清心开窍。

(3)主方:安宫牛黄丸、紫雪丹、至宝丹或用醒脑静注射液。

上方皆为清心开窍之剂,皆适用于上述高热,神昏,抽风诸症,各有侧重,热势尤盛,内陷心包者,选用安宫牛黄丸;痰热内闭,昏迷较深者,选用至宝丹;抽搐痉厥较甚者,选用紫雪丹。可用醒脑静注射液静脉滴注。若症见神情淡漠呆滞,口中秽气,舌淡苔浊腻,脉弦细者,当治以化浊开窍,选用苏合香丸、玉枢丹等。若病情进一步恶化,症见昏睡不醒,汗出肢冷,双手撮空,不时抖动,脉微欲绝,此乃气阴耗竭,元气将绝的脱证,可依据病情急用生脉注射液静脉滴注及参附龙牡汤急煎,敛阴固脱。并应中西医结合积极抢救。

(三)临证备要

1.关于逐水法的应用

臌胀患者病程较短,正气尚未过度消耗,而腹胀殊甚。腹水不退,尿少便秘,脉实有力者,可酌情使用逐水之法,以缓其苦急,主要适用于水热蕴结和水湿困脾证。常用逐水方药如牵牛子粉、舟车丸、控涎丹、十枣汤等。攻逐药物,一般以2～3天为1个疗程,必要时停3～5天后再用。临床应注意。①中病即止:在使用过程中,药物剂量不可过大,攻逐时间不可过久,遵循"衰其大半而止"的原则,以免损伤脾胃,引起昏迷、出血之变。②严密观察:服药时必须严密观察病情,注意药后反应,加强调护。一旦发现有严重呕吐、腹痛、腹泻者,即应停药,并做相应处理。③明确禁忌证:臌胀日久,正虚体弱;或发热,黄疸日渐加深;或有消化道溃疡,曾并发消化道出血,或见出血倾向者,均不宜使用。

2.要注意祛邪与扶正的配合

本病患者腹胀腹大,气、血、水壅塞,治疗每用祛邪消胀诸法。若邪实而正虚,在使用行气、活血、利水、攻逐等法时,又常需配合扶正药物。临证还可根据病情采用先攻后补,或先补后攻,或攻补兼施等方法,扶助正气,调理脾胃,减少不良反应,增强疗效。

3.臌胀"阳虚易治,阴虚难调"

水为阴邪,得阳则化,故阳虚患者使用温阳利水药物,腹水较易消退。若是阴虚型臌胀,利水易伤阴,滋阴又助湿,治疗颇为棘手。临证可选用甘寒淡渗之品,以达到滋阴生津而不黏腻助湿的效果。亦可在滋阴药中少佐温化之品,既有助于通阳化气,又可防止滋腻太过。

4.腹水消退后仍须调治

经过治疗,腹水可能消退,但肝、脾、肾正气未复,气滞血络不畅,腹水仍然可能再起,此时必须抓紧时机,疏肝健脾,活血利水,培补正气,进行善后调理,以巩固疗效。

5.臌胀危重症宜中西医结合

及时处理肝硬化后期腹水明显、伴有上消化道大出血、重度黄疸或感染,甚则肝性脑病者,病势重笃,应审察病情,配合有关西医抢救方法及时处理。

(四)常见变证的治疗

臌胀后期,肝、脾、肾受损,水湿瘀热互结,正虚邪盛。若药食不当,或复感外邪,病情可迅速恶化,导致大出血、昏迷、虚脱多种危重证候。

由于本病虚实错综,先后演变发展阶段不同,故临床表现的证型不一,一般说来,气滞湿阻证多为腹水形成早期;水热蕴结证为水湿与邪热互结,湿热壅塞,且往往有合并感染存在,常易发生变证;水湿困脾与阳虚水盛,多为由标实转为本虚的两个相关证型;瘀结水留和阴虚水停两证最重,前者经脉瘀阻较著,应防并发大出血,后者为臌胀之特殊证候,较其他证型更易诱发肝性脑病。

1.大出血

如见骤然大量呕血,血色鲜红,大便下血,暗红或油黑,多属瘀热互结,热迫血溢,治宜清热凉血,活血止血,方用犀角地黄汤加三七、仙鹤草、地榆炭、血余炭、大黄炭;若大出血之后,气随血脱,阳气衰微,汗出如油,四肢厥冷,呼吸低弱,脉细微欲绝,治宜扶正固脱,益气摄血,方用大剂独参汤加山茱萸或参附汤加味。

2.昏迷

如痰热内扰,蒙蔽心窍,症见神志昏迷,烦躁不安,四肢抽搐颤动,口臭、便秘,舌红苔黄,脉弦滑数,治当清热豁痰,开窍息风,方用安宫牛黄丸合龙胆泻肝汤加减,亦可用醒脑静注射液静脉滴注。若为痰浊壅盛,蒙蔽心窍,症见静卧嗜睡,语无伦次,神情淡漠,舌苔厚腻,治当化痰泄浊开窍,方用苏合香丸合菖蒲郁金汤加减。如病情继续恶化,昏迷加深,汗出肤冷,气促撮空,两手抖动,脉细微弱者,为气阴耗竭,正气衰败,急予生脉散、参附龙牡汤以敛阴回阳固脱。

(五)其他疗法

1.中成药疗法

(1)中满分消丸:健脾行气,利湿清热。适用于脾虚气滞,湿热郁结引起宿食蓄水,脘腹胀痛。

(2)济生肾气丸:温补肾阳,化气行水。适用于肾虚水肿,腰膝酸软,小便不利,畏寒肢冷。

(3)六味地黄丸:滋阴补肾。适用于肾阴亏损,头晕耳鸣,腰膝酸软,骨蒸潮热,盗汗遗精。

2.敷脐疗法

脐对应中医的神阙穴位,中药敷脐可促进肠道蠕动与气体排出,缓解胃肠静脉血瘀,改善内毒素血症,提高利尿效果。

3.中药煎出液灌肠疗法

可采用温补肾阳、益气活血、健脾利水、清热通腑之法。可选用基本方:补骨脂、桂枝、茯苓、赤芍、大腹皮、生大黄、生山楂等,伴肝性脑病者加栀子、石菖蒲。每剂中药浓煎至150~200 mL,每天1剂,分两次给药。

4.穴位注射疗法

委中穴常规消毒,用注射针快速刺入,上下提插,得气后注入呋塞米10~40 mg,出针后按压针孔,勿令出血。每天1次,左右两次委中穴交替注射。

还可在中药、西药内服的基础上,并以黄芪注射液、丹参注射液等量混合进行穴位注射,每穴1 mL,以双肝俞、脾俞、足三里与双胃俞、胆俞、足三里相交替,每周3次。

第四节　疟　　疾

一、临床诊断

(1)临床症状为寒战、高热、出汗,周期性发作,每天或隔天或3天发作1次,间歇期症状消失,形同常人,伴有头痛身楚,恶心呕吐等症。

(2)多发于夏秋季节,居住或近期到过疟疾流行地区,或输入过疟疾患者的血液,反复发作后可出现脾大。

(3)典型疟疾发作时,血液涂片或骨髓片可找到疟原虫,血白细胞总数正常或偏低。外周血象、脑脊液、X线检查、尿常规及中段尿检查、尿培养等有助于本病的鉴别诊断。

二、病证鉴别

疟疾需与风温发热、淋证发热鉴别(表4-1)。

表 4-1　疟疾与风温发热、淋证发热的鉴别

鉴别项目	疟疾	风温发热	淋证发热
主症	寒战、高热、出汗，周期性发作，每天或隔天或 3 天发作 1 次，间歇期症状消失，形同常人	风温初起，邪在卫分时，可见寒战发热	淋证初起，湿热蕴蒸，邪正相搏，亦常见寒战发热
兼症	伴有头痛身楚，恶心呕吐	多伴有咳嗽气急、胸痛等肺系症状	多兼小便频急，滴沥刺痛，腰部酸胀疼痛等症
病机	邪伏半表半里，邪正斗争	邪犯肺卫	湿热蕴蒸
鉴别要点	寒热往来，汗出热退，休作有时为特征	有肺系症状	小便频数，淋漓涩痛，小腹拘急引痛的泌尿系统症状

三、病机转化

疟疾的发生，主要是感受"疟邪"，病机为疟邪侵入人体，伏于半表半里，出入营卫之间，邪正交争而发病。疟疾的病位总属少阳半表半里，故历来有"疟不离少阳"之说。病理性质以邪实为主。由于感受时邪不一或体质差异，可表现不同的病理变化。一般临床以寒热休作有时的正疟最多见。如素体阳虚寒盛，或感受寒湿诱发，则表现为寒多热少的寒疟。素体阳热偏盛，或感受暑热诱发，多表现为热多寒少之温疟。因感受山岚瘴毒之气而发者为瘴疟，可以出现神昏谵语、痉厥等危重症状，甚至发生内闭外脱。若疫毒热邪深重，内陷心肝，则为热瘴；因湿浊蒙蔽心神者，则为冷瘴。疟邪久留，屡发不已，气血耗伤，每遇劳累而发病，则形成劳疟。或久疟不愈，气血瘀滞，痰浊凝结，壅阻于左胁下而形成疟母，且常兼有气血亏虚之象，表现为邪实正虚（图 4-2）。

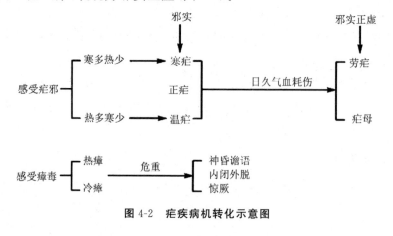

图 4-2　疟疾病机转化示意图

四、辨证论治

(一)治则治法

疟疾的治疗以祛邪截疟为基本治则,应该区别寒与热的偏盛进行处理。正疟治以祛邪截疟,和解表里;温疟治以清热解表,和解祛邪;寒疟治以和解表里,温阳达邪;热瘴治以解毒除瘴,清热保津;冷瘴治以解毒除瘴,芳化湿浊;劳疟治以益气养血,扶正祛邪。如属疟母,又当祛瘀化痰软坚。

疟疾发作之后,遍身汗出,倦怠思睡,应及时更换内衣,注意休息。未发作之日,可在户外活动,但应避免过劳。对瘴疟则应密切观察,精心护理,及时发现病情变化,准备相应的急救措施。

(二)分证论治

正疟发作症状比较典型,常先有呵欠乏力,继则寒战鼓颔,寒罢则内外皆热,头痛面赤,口渴引饮,终则遍身汗出,热退身凉;温疟发作时热多寒少,汗出不畅,头痛,骨节酸痛,口渴引饮,便秘尿赤;寒疟发作时热少寒多,口不渴,胸闷脘痞,神疲体倦;热瘴发作热甚寒微,或壮热不寒,头痛,肢体烦疼,面红目赤,胸闷呕吐,烦渴喜饮,大便秘结,小便热赤,甚至神昏谵语;冷瘴发作寒甚热微,呕吐腹泻,甚则嗜睡不语,神志昏蒙;劳疟为迁延日久,每遇劳累易发作,发时寒热较轻,面色萎黄,倦怠乏力,短气懒言,纳少自汗为特征。

(三)临证备要

若久疟不愈,痰浊瘀血互结,左胁下形成痞块,为《金匮要略》所称之疟母。治宜软坚散结,祛瘀化痰,方用鳖甲煎丸。兼有气血亏虚者,配合八珍汤或十全大补汤。

据现代药理研究,青蒿具有确切抗疟原虫作用,用量应稍大,一般用量为50~80 g;配以具有和解少阳、抗疟疾的小柴胡汤以增加抗疟作用,辅以白虎汤退高热。民间常用单方验方,如马鞭草1~2两浓煎服;独头大蒜捣烂敷内关;酒炒常山、槟榔、草果仁煎服等。均为发作前2~3小时应用。

临床正疟可用小柴胡汤加减;瘴疟需清热、保津、截疟,常以生石膏、知母、玄参、麦冬、柴胡、常山,随症加减。久疟者需滋阴清热,扶养正气以化痰破瘀、软坚散结,常用青蒿鳖甲汤、何人饮、鳖甲煎丸等。

(四)其他疗法

1.中成药

(1)疟疾五神丹:祛邪截疟,和解表里。适用于疟疾正疟。

（2）牛黄清心丸：解毒除瘴，清热截疟。适用于疟疾热瘴。

（3）鳖甲煎丸：软坚散结，祛瘀化痰。适用于久疟不愈，痰浊瘀血互结，左胁下形成痞块之疟母。

2.针灸

取大椎、陶道、间使等穴位，于发前 1～2 小时针刺，用强刺激法。

第五章

常见疾病的康复治疗

第一节 脑 卒 中

脑卒中又称脑血管意外,是指突然发生的、由脑血液循环障碍引起的局灶性神经功能障碍,并持续时间超过 24 小时或引起死亡的临床综合征。脑卒中大致分为出血性(脑出血、蛛网膜下腔出血)和缺血性(短暂性脑缺血发作、脑血栓形成、脑梗死)两大类。

一、康复评定

一般采用《国际残损、残疾、残障分类(ICIDH)》的方法从患者的器官功能、生活自理能力、社会参与活动 3 个层次评定;近十余年来,国际发展趋向于采用 WHO 颁布的《国际功能、残疾、健康分类(ICF)》的方法从身体结构与功能、活动与参与、个体自身因素以及环境因素的影响等多维视角了解患者的功能。

(一)身体结构与功能

1.脑损害严重程度的评定

比较常用的有以下几种量表。

(1)格拉斯哥昏迷量表(GCS):GCS 用以评定患者有无昏迷及昏迷严重程度。

(2)临床神经功能缺损程度:为国内 1995 年第四届脑血管病学术会议上推荐应用。简单实用,0~45 分,0~15 分为轻度神经功能缺损,16~30 分为中度神经功能缺损,31~45 分为重度神经功能缺损。

(3)美国国立卫生研究院脑卒中评分表(NIH stroke scale,NIHSS):是国际上使用频率最高的脑卒中评分表,有 11 项检测内容,得分低说明神经功能损害程度轻,得分高说明神经功能损害程度重。

2.肢体运动功能评定

多采用以下几种。

(1)Brunnstrom 6 期评定评定:是脑卒中最常用的评定运动模式的一种方法。Brunnstrom 将偏瘫肢体功能的恢复过程根据运动模式的变化情况分为6期来评价。

Brunnstrom 6 期评定是目前在国际上应用非常广泛的偏瘫评定技术之一,后续的上田敏12级运动功能评定、Fugl-Mayer 运动功能评定等均是在其基础上的拓展和细化。

(2)Fugl-Meyer 运动功能评定法:将上下肢的运动功能、平衡能力、关节活动度、感觉功能等项内容进行定量评定,是脑卒中常用的评定量表之一。评分0～2分,0分表示不能做某一动作,1分部分能做,2分充分完成。上下肢总共100分,其中上肢33项66分,下肢17项34分。得分越低表示功能障碍程度越重,得分越高运动障碍程度越轻。50分以下为患肢严重运动功能障碍,50～84分为患肢明显运动障碍,85～95分为患肢中度运动障碍,96～99分为患肢轻度运动功能障碍。

3.平衡功能评定

多采用 Berg 平衡量表(BBS)。

4.言语吞咽功能评定

具体方法参见相关内容。

5.认知功能评定

具体方法参见相关内容。

6.心理功能评定

具体方法参见相关内容。

7.影像学检查

脑卒中患者不仅要根据神经系统体格检查和康复评定,判断病变的性质和程度,而且要在发病的早期选择 CT、MRI 或三维经颅多普勒超声检查病变的结构异常的具体情况。

(二)活动评定

日常生活活动(ADL)能力评定是脑卒中临床康复常用的功能评定方法,主要有 Barthel 指数(临床多用改良版)。

(三)参与评定

脑卒中结构异常、功能障碍及活动受限可影响患者的职业、社会交往及休闲娱乐,因而必然降低患者生活质量。因此,有必要对脑卒中患者进行社会参与能力的评定。

二、康复诊断

(一)功能障碍

(1)运动和感觉功能障碍:表现为偏身感觉(浅感觉和深感觉)障碍、一侧视野缺失(偏盲)和偏身运动障碍。

(2)言语吞咽功能障碍:表现为失语、构音障碍,吞咽困难等。

(3)认知功能障碍:表现为记忆力障碍、注意力障碍、思维能力障碍、失认等。

(4)心理功能障碍:表现为焦虑、抑郁等。

(5)其他功能障碍:如二便失禁、性功能障碍等。

(二)结构异常

1.脑梗死

CT 扫描可显示出低密度灶,典型者呈扇形表现。该低密度灶的部位、范围与临床表现和血管分布一致。磁共振在 T_1 加权像呈现低信号,T_2 加权像表现为高信号。数字减影脑血管造影可显示出病变的部位和血管狭窄的程度。闭塞的动脉突然中断,远端不能充盈。

2.脑出血

CT 扫描可以清楚地显示出血的部位、范围及形态,血肿的周围有无水肿,脑室内或蛛网膜下腔是否有血液,中线结构是否向对侧移位。脑出血的急性期血肿呈高密度改变,血肿的周围为水肿带,呈低密度改变。基底节区出血易出现脑室受压、中线结构向对侧移位。

(三)活动受限

患者的转移能力、日常生活活动能力受限。

(四)参与受限

患者工作、娱乐、社会交往等参与社会生活的能力受限,生活质量低下。

三、康复治疗

(一)确定治疗目标

1.近期目标

预防脑卒中后可能发生的压疮、肺部感染或吸入性肺炎、泌尿系统感染、深静脉血栓形成等并发症,改善受损的感觉、运动、语言、认知和心理等功能,改善或恢复日常生活活动能力。

2.远期目标

提高患者的日常生活活动能力和适应社会生活的能力,促进脑卒中患者重返社会。

(二)物理治疗

1.物理因子治疗

可以应用功能性电刺激、肌电生物反馈治疗,以调整神经、肌肉的兴奋性,促进肌肉收缩和使肌肉张力趋于正常。

(1)当肌张力低下时:治疗时的电极放置在关节活动的主动肌群上,诱发肌肉收缩,产生关节活动。例如,治疗目的是改善偏瘫肩的半脱位,诱发肩部肌群的活动,电极可以放在偏瘫侧的冈上肌、三角肌的前部和中部;治疗目的是诱发上肢的伸肌活动,电极放在肱三头肌、前臂的伸肌;治疗目的是改善下肢的屈膝、踝背伸,电极放在下肢的屈膝肌群(股二头肌、半腱肌、半膜肌)和胫前肌上。

(2)当肌张力增高(痉挛)时:治疗时的电极放在关节活动的拮抗肌上,产生反方向活动。例如,上肢屈肘肌群张力增高时可以将电极放在伸肘肌群(肱三头肌)上;下肢伸肌肌张力增高时,电极可以放在屈膝肌群(腘绳肌)和踝背屈(胫前肌)上。上述电极的摆放方式可以对抗上肢的屈肌痉挛和下肢的伸肌痉挛模式。

近十余年来,基于运动控制理论的多通道功能性电刺激整合了多关节、多组肌群的协同运动,比较好地体现了功能导向治疗,越来越受到临床的关注和应用。

2.运动治疗

以主、被动活动关节和肌肉,鼓励患者主动参与为核心。强调的是循序渐进、由易到难。治疗体位从卧位、坐位到站立位。典型代表包括 Bobath 技术、Brunnstrom 技术、Rood 技术和 PNF 技术,目前国外将这一类技术称之为脑卒中治疗的传统神经发育治疗。

3.基于运动控制理论的治疗技术

20世纪90年代,"脑的10年"研究为脑卒中康复提供了更新理念,基于运动控制理论的康复治疗技术不断出现,如运动再学习、强制性使用、想象疗法、镜像治疗、机器人等,更有一些将几种技术结合起来运用到脑卒中的临床康复治疗,如机器人结合功能性电刺激技术。这些基于运动控制理论的新技术将是未来脑卒中康复治疗的发展方向。

(三)作业治疗

1.日常生活活动训练

包括以下几个方面。

(1)穿衣活动:穿脱衣服、鞋袜等,穿衣时先穿患肢,脱衣时先脱健肢的顺序训练,同时反复训练拉上裤子和脱下裤子动作,以便独立如厕。

(2)进食活动:利用握筷或匙进食,手持杯子饮水,削苹果皮后食入。

(3)居住活动:利用房间设备,如床、车、浴缸、厕所、轮椅等,整理房间,物品的摆放,物品的移动。

(4)行动变化:改变体位、移动身体、翻身、坐起、躺下、卧位左右翻身、坐位转移、站立、坐下、步行或利用轮椅。

(5)个人卫生:应用自助具刷牙、洗脸、洗手、洗毛巾、修剪指甲、剃须等整容动作,训练自己洗浴,用厕等基本技能,可以带支具或利用特殊工具进行,逐渐练习到生活自理。

2.职业技能训练

进行适当的基本劳动或逐渐掌握工作的技巧训练,如打字、电子计算机的应用、装配机械设备、烹调、文件归档、报纸分类、绘画、书法等,使患者达到重新就业的需要。作业治疗应侧重进行应用性训练。

3.结构性作业训练

按照要求完成一件成品,如进行编织毛衣、泥塑、制陶、雕刻等作业训练。

4.娱乐性治疗

组织患者参加棋牌、音乐、舞蹈、游戏,观看书画或球赛,以及力所能及的文艺、体育活动。

(四)言语与吞咽治疗

对于存在言语障碍和(或)吞咽障碍的患者应进行针对性的治疗。

(五)康复辅具

1.助行器、轮椅

可帮助患者出行,增加患者的活动范围,有利于患者接触社会,参与社会活动。

2.矫形器

可以矫正痉挛和畸形,如矫正腕关节、指关节的屈曲畸形,足下垂和足内翻畸形等。

3.康复机器人

康复机器人是近年来发展迅速的一类设备。由于此类设备是基于运动控制理论,将高科技应用到脑卒中患者功能恢复的康复治疗中。

(六)药物治疗

1.治疗脑梗死常用药物

在发病的早期或急性期药物治疗的作用比较明显。

(1)血小板功能抑制剂:阿司匹林、双嘧达莫、噻氯匹定。

(2)钙通道阻滞剂:尼卡地平、尼莫地平、氟桂利嗪。

(3)脑代谢活化剂:ATP、细胞色素 C、辅酶 A、胞磷胆碱、吡拉西坦等。

2.治疗脑出血常用药物

甘露醇、山梨醇、复方甘油注射液、尿素、高渗葡萄糖、血清蛋白等。

(七)心理治疗

对存在焦虑、抑郁的患者,医师、治疗师和护士为患者实施治疗或交流时要针对具体情况进行心理疏导与心理支持,对已经形成心理疾病的患者要及时请精神科或心理科会诊。

第二节　颅脑损伤

颅脑损伤(traumatic brain injury,TBI)是指头部直接或间接受到一定强度的外力作用,导致头皮组织、颅骨及脑组织发生病理性改变而出现异常的临床表现和神经系统症状的综合征。颅脑损伤的常见原因为交通事故、高处坠落、失足跌倒、工伤事故和火器伤;偶见难产和产钳引起的婴儿颅脑损伤。临床表现为意识障碍、头痛、恶心、呕吐、瞳孔变化、癫痫、自主神经症状、颈强直、瘫痪等。

一、康复评定

(一)功能评定

1.意识评定

颅脑损伤后意识水平的改变较为常见。昏迷、植物状态和最小意识状态都是严重颅脑损伤后常见的意识障碍。许多严重的损伤以昏迷为初始症状,昏迷通常不会永远持续,患者可能进入植物状态或者最小意识状态,或者完全清醒。

植物状态的患者可以脱离呼吸机。虽然对周围环境的意识缺失,患者仍可能睁眼,存在睡眠/觉醒周期。患者可被声音或者视觉刺激惊吓并且可短暂的定位声音或者视觉刺激,可能存在反射性的笑/哭,对有害刺激可存在回撤反应。植物状态患者的运动只是对外界刺激无目的性的和反射性的反应,而且不能够重复。植物状态的患者在一段时期内可能没有有意义的动作或者认知功能,并且完全缺乏对自我和环境的意识,如果超过一定的时间则称之为永久植物状态,对于颅脑损伤患者这段时间可为一年。

最小意识状态存在最小的对自我或者环境意识的表现。类似于植物状态,其睡眠-觉醒周期存在。然而,最小意识状态患者对有害刺激不发生回撤或者姿势反应,而是定位有害刺激并且有时可能伸手去碰触物体。患者可对声音定位并且表现出持续的注视和视追踪。

格拉斯哥昏迷量表(GCS)一般将颅脑创伤分为重型、中型或者轻型。它是应用最广泛的临床量表,可评价意识水平和帮助确定和对损伤程度进行分级。

修订版昏迷恢复量表(coma recovery scale-revised,CRS-R)评估患者的异常意识状态。CRS-R 是有效且可靠的,包括有 6 个分项共 23 项测量指标:听觉、视觉、运动、言语反应、交流和唤醒度。评分为0～23 分。评分可用来区分不同的意识状态(植物人,最小意识状态,以及苏醒),明确预后并指导治疗方案。

意识障碍评分表(disorders of consciousness scale,DOCS)是一个评估意识障碍患者觉醒度和神经行为恢复的有效且可靠的评分表。它包括 23 个项目,评估患者的社会知识、味觉/吞咽、嗅觉、本体感觉、触觉、听觉、视觉。评分是根据患者的反应,包括无反应、一般反应或局部反应。DOCS 可用于区分不同的意识状态(如:植物状态和最小意识状态),并有助于判断康复预后。

2.感觉功能评定

具体方法参见本书相关内容。

3.运动功能评定

具体方法参见本书相关内容。

4.认知功能评定

具体方法参见本书相关内容。

5.言语功能评定

具体方法参见本书相关内容。

6.吞咽功能评定

具体方法参见本书相关内容。

7.心理功能评定

具体方法参见本书相关内容。

(二)结构评定

颅脑损伤是引起脑积水的常见原因。重型颅脑损伤后常常继发脑积水。头颅 CT 和 MRI 是目前公认诊断脑积水的可靠手段,表现为脑室系统扩大,脑室角变圆钝,脑实质变薄,脑室旁间质水肿是脑积水特征性表现。MRI 显示脑室旁白质水肿较 CT 更清楚。

(三)活动评定

主要评定患者的日常生活活动情况。

(四)参与评定

具体方法参见本书相关内容。

二、康复诊断

本病临床主要功能障碍/康复问题表现为以下 4 个方面。

(一)功能障碍

1.意识障碍

主要表现为患者不能与人进行交流,不能遵从他人指令等。

2.感觉功能障碍

包括痛温觉、触觉、关节位置觉、运动觉、平衡觉等感觉的障碍,其中关节位置觉、运动觉、平衡觉影响患者运动功能恢复。

3.运动功能障碍

表现为肢体瘫痪、协调性障碍、姿势控制障碍、肌张力异常和步态异常。

4.认知功能障碍

表现为注意力困难、记忆力降低、执行功能、推理、判断、思维等各种能力的缺失。

5.言语功能障碍

主要表现为患者与人不能进行正常交流,听觉理解障碍、表达困难、阅读和书写障碍等。

6.吞咽障碍

主要表现为饮水呛咳,吞咽时或吞咽后咳嗽、口鼻反流,常引起脱水、营养不良、吸入性肺炎等。

7.心理功能障碍

包括强烈的挫折感、易激惹、不懂变通、攻击性、冲动和易怒。

(二)结构异常

头颅CT扫描是十分重要的手段,可以显示血肿、挫伤、水肿的存在及范围,也可看到骨折、积气等,必要时可多次动态扫描,以追踪病情变化。但后颅窝部位常有伪影干扰,显像欠佳。头颅MRI:虽然在急性期极少使用,但如后颅窝病变在CT显示不佳时要考虑应用。对颅内软组织结构显像优于CT,可用在病情稳定后判断受伤范围和估计预后。

(三)活动受限

(1)基础性日常生活能力受限。

(2)工具性日常生活能力受限。

认知功能、运动功能障碍、行为障碍以及情绪障碍是引起患者日常生活活动受限的主要原因。

(四)参与受限

(1)职业受限:颅脑损伤患者有很大一部分是青少年,故对职业影响很大。

(2)社会交往受限。

(3)休闲娱乐受限。

(4)生存质量下降:颅脑损伤患者因为认知障碍、运动功能障碍、吞咽障碍及活动参与受限常常导致其生存质量下降。

三、康复治疗

早期康复目标:稳定病情、提高觉醒能力,促进创伤后遗忘的恢复、防治各种并发症,促进功能康复。

恢复期康复目标:最大限度的恢复患者的运动、感觉、认知、言语等功能,提高日常生活能力,提高生存质量。

后遗症期康复目标:使患者学会应付功能不全状况,学会新的代偿方法,增强患者在各种环境中的独立和适应能力,回归社会。

(一)物理治疗

1.物理因子治疗

其包括温热疗法、中频电流、短波、超短波等。

2.运动治疗

运动治疗可以维持和改善肌肉功能、提高运动能力,如增强肌力、提高平衡及协调能力,改善步态、增强运动耐力等,主要包括肌力训练、关节活动度、耐力训练。

(二)作业治疗

颅脑损伤患者的作业治疗一定要建立在详尽评估的基础上,主要目的:①提高随意运动的能力和耐力;②增强运动和感觉的统合;③提高言语交流能力;④提高感知和认知能力;⑤改善和提高日常生活能力,学习合适的代偿方法;⑥提高生活、职业技能,促进回归社会。

(三)言语与吞咽治疗

具体内容参见本书相关内容。

(四)康复辅具

对颅脑损伤患者适当使用辅助装置或适应性工具,可预防、矫正畸形,增加患者的生活独立性,帮助他们省时、省力、准确、快速地完成一些原先无法完成的日常生活活动。

(五)心理治疗

对有情绪障碍的患者要进行安慰、劝解、疏导、调整环境等方式给患者以心理上的支持和安抚,对已经形成心理疾病的患者要及时请心理科会诊。

(六)药物治疗

其主要包括控制症状的药物、改善病情的药物,包括预防/控制癫痫、改善情绪、提高认知等,可以酌情选择。

第三节　脊　髓　损　伤

脊髓损伤(spinal cord injury,SCI)是指由于各种原因导致脊髓结构和功能的损害,在损伤平面以下出现各种运动、感觉和自主神经功能障碍。脊髓损伤的临床表现依据原发性损伤的部位和程度不同而有所差异,往往表现为肢体瘫痪、感觉、运动和括约肌等功能障碍。临床上按脊髓损伤平面不同可分为四肢瘫和截瘫,如颈段脊髓损伤造成四肢感觉、运动功能障碍,称为四肢瘫;而胸段以下脊髓损伤造成躯干及下肢的感觉、运动功能障碍,称为截瘫;按脊髓损伤程度不同可分为完全性损伤和不完全性损伤。青壮年是脊髓损伤的高发人群,男性多于女性。

一、康复评定

(一)功能评定

1.感觉功能评定

通过系统的皮区检查,判定脊髓损伤所影响的脊髓感觉平面(指身体双侧具有正常感觉功能的最低脊髓节段)。根据92'ASIA标准确定的28个关键感觉点的体检来确定感觉水平,分为必查项目和选择项目。必查项目是检查身体两侧各自28个皮节(指每个脊髓节段神经或神经根内的感觉神经元轴突所支配的相应皮肤区域)的关键感觉点,28对皮区关键点代表28个神经感觉平面。每个关键点检查轻触觉和针刺觉两种感觉,并按3个等级分别评定打分。即①0＝缺失(没有任何感觉);②1＝障碍(包括感觉减退和感觉过敏);③2＝正常;NT＝无法检查。正常者两侧感觉总积分112分,总积分的大小反映患者神经感觉功能的综合状态。轻触觉的检查可以用棉签,针刺觉检查用大头针。针刺觉检查时,不能区别钝性和锐性刺激的感觉应评为0分。关键点的感觉检查部位见图5-1。

除对这些两侧关键点的检查外,还要求检查者做肛门指检测试肛门外括约肌(肛门黏膜皮肤交界处)和肛门深部感觉,感觉分级为存在或缺失(即在患者的图上记录有或无)。该检查用于判定损伤是完全性还是不完全性,鞍区存在任何感觉,都说明患者的损伤是不完全性的。

选择性检查项目:位置觉和深压觉或深痛觉。每一肢体可以只查一个关键点,即左右侧示指和蹈趾即可(不用评分,用缺失、障碍和正常来分级)。

2.运动功能评定

根据 92'ASIA 标准确定的通过徒手检查身体两侧各自 10 个肌节(指受每个脊髓节段神经或神经根内的运动神经元轴突所支配的相应的一组肌群)的关键肌肌力来确定运动损伤平面。运动平面是指身体双侧具有正常运动功能(肌力≥3 级)的最低脊髓节段,该平面以上的关键肌肌力必须正常(4 级或以上)。分为必查项目和选择项目,选择项目不用评分。必查项目是在仰卧位检查身体两侧各自 10 对关键肌的肌力,各肌肉肌力为 0～5 级,对应分值为 0～5 分,然后将所得的分值相加,正常两侧总积分 100 分(两边各 10 块肌肉,各 50 分),检查顺序为从上向下,见图 5-2。

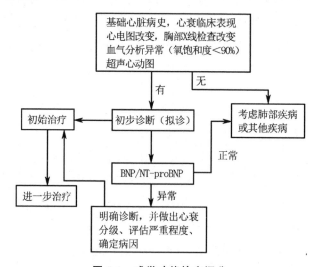

图 5-1　感觉功能检查评分

两侧感觉关键点所代表的脊髓检查部位如下(找相应的皮区有骨性标志或有显著的突出的体表标志作为关键点)。＊指位于锁骨中线上的关键点。C_2:枕骨粗隆;C_3:锁骨上窝;C_4:肩锁关节的顶部;C_5:肘前窝外侧;C_6:拇指近节背侧皮肤;C_7:中指近节背侧皮肤;C_8:小指近节背侧;T_1:肘前窝内侧;T_2:腋窝顶部;T_3:第 3 肋间＊;T_4:第 4 肋间(乳线)＊;T_5:第 5 肋间($T_{4～6}$中点)＊;T_6:第6 肋间(剑突水平)＊;T_7:第 7 肋间(在 $T_{6～8}$的中点)＊;T_8:第 8 肋间(在 $T_{6～10}$ 的中点)＊;T_9:第 9 肋间(在 $T_{8～10}$的中点)＊;T_{10}:第 10 肋间(脐)＊;T_{11}:第 11 肋间(在 $T_{10～12}$的中点)＊;T_{12}:腹股沟韧带中点;L_1:T_{12}与 L_2 之间的 1/2 处;L_2:大腿前中部;L_3:股骨内髁;L_4:内踝;L_5:第 3 跖趾关节足背侧;S_1:足跟外侧;S_2:腘窝中点;S_3:坐骨结节;$S_{4～5}$肛门周围(作为 1 个平面)

选择这些肌肉是因为它们与相应节段的神经支配相一致,并且便于脊髓损伤患者做检查,注意左右两侧应分别进行记录。对于那些临床应用徒手肌力检查法无法检查的肌节,如 $C_{1～4}$、$T_2～L_1$,及 $S_{2～5}$,运动平面可参考感觉平面来确定。如果这些节段的感觉是正常的,则认为该节段的运动功能正常;如果感觉有损害,则认为运动功能亦有损害。

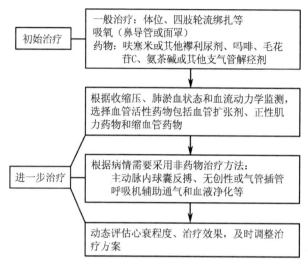

图 5-2　运动功能检查评分

两侧关键肌如下:C_5:屈肘肌(肱二头肌,肱肌);C_6:伸腕肌(桡侧伸腕长和短肌);C_7:伸肘肌(肱三头肌);C_8:中指屈肌(指深屈肌);T_1:小指外展肌;L_2:屈髋肌(髂腰肌);L_3:伸膝肌(股四头肌);L_4:踝背屈肌(胫前肌);L_5:伸踇趾肌(踇长伸肌);S_1:踝关节跖屈肌(腓肠肌和比目鱼肌)

除对上面这些肌肉检查外,还要求检查者做肛门指检感觉括约肌收缩,评定分级为存在或缺失(即在患者的图上记录有或无)。该检查用于判定损伤是否为完全性,如果肛门括约肌存在自主收缩,则患者的运动损伤为不完全性。

选择性检查项目:可检查膈肌、三角肌和外侧腘绳肌。肌力分为无、减弱或正常,这些肌肉的检查并不用来确定运动分数、运动平面和损伤的程度。

(二)结构评定

脊髓损伤患者不但需要采用视诊和触诊检查评定其病变部位,而且由于各种因素造成脊柱、脊髓的结构改变,所以还需要根据病情选择 X 线、CT、MRI、SEP(体感诱发电位)等不同方法检查病变部位的结构异常的具体情况。

(三)活动评定

为充分反映脊髓损伤对患者个人生活和社会活动能力的影响,截瘫患者通常采用改良 Barthel 指数、FIM 进行"活动受限"评定,四肢瘫患者常用四肢瘫功能指数(QIF)来评定。

(四)参与评定

脊髓损伤严重影响了患者的职业、生存质量,也影响了患者的社会交往、休闲娱乐,大大降低了患者的生活质量。通常使用生活质量积分来定量"参与局限性"水平。

二、康复诊断

(一)功能障碍

1.损伤分级

通常采用美国脊髓损伤学会(American Spinal Injury Association,ASIA)的损伤分级,见表5-1。

表5-1　ASIA 的损伤分级

损伤程度	临床表现
A:完全损伤	骶段(S$_{4\sim5}$)无任何感觉、运动功能
B:不完全损伤	脊髓损伤平面以下包括骶段(S$_{4\sim5}$)有感觉功能而无运动功能
C:不完全损伤	脊髓损伤平面以下有运动功能,但一半以上关键肌的肌力＜3级
D:不完全损伤	脊髓损伤平面以下有运动功能保留,且一半以上关键肌的肌力均≥3级
E:正常	运动、感觉功能正常,会有一些脊髓中枢过度兴奋的表现,腱反射亢进、肌肉痉挛等

2.感觉功能障碍

损伤平面以下感觉减退或缺失。

3.运动功能障碍

损伤平面以下肌肉力量减退或消失。

4.平衡功能障碍

脊髓损伤患者通常表现有平衡协调功能障碍。

5.心理功能障碍

主要表现为孤独感、倔强、自卑感和过度敏感反应。

(二)结构异常

主要表现为脊柱骨折、椎体移位、骨折块压迫脊髓以及脊髓水肿、变性等。

(三)活动受限

(1)基础性日常生活能力受限:主要表现为行走、上下楼梯等活动受到不同程度限制。

（2）感觉功能、运动功能障碍是引起患者日常生活活动受限的主要原因。脊髓损伤程度和平面预测活动受限程度见表5-2。

表 5-2　不同水平横贯性脊髓损伤的活动能力及生活能力

节段水平	活动能力	生活能力
$C_{1\sim3}$	依赖膈肌维持呼吸,可用声控方式操控某些活动	完全依赖
C_4	需使用电动高靠背轮椅、要辅助呼吸	高度依赖
C_5	用手在平坦路面上驱动高靠背轮椅、需要上肢辅助具	大部依赖
C_6	用手驱动轮椅、独立穿上衣、基本独立完成转移	中度依赖
$C_{7\sim8}$	轮椅使用、可独立完成床-轮椅、厕所、浴室间转移	大部自理
$T_{1\sim6}$	轮椅独立、用连腰带支具扶拐短距离步行	大部自理
$T_{7\sim12}$	用长腿支具扶拐步行、长距离行动需要轮椅	基本自理
$L_{1\sim\sim2}$	长腿矫形器,不需要轮椅	基本自理
$L_{3\sim4}$	短腿矫形器步行、部分患者可以不用拐	全部自理
$L_5\sim S_1$	无拐足托、功能步行及驾驶汽车	全部自理

(四)参与受限

1.职业受限

脊髓损伤患者多为青壮年人,故对职业影响很大。

2.社会交往受限

患者常常影响其社会交往,如朋友聚会等。

3.休闲娱乐受限

患者常常影响其涉及移动的休闲娱乐活动。

4.生存质量下降

患者因为感觉、运动功能障碍造成活动参与受限,常常导致其生存质量大幅下降。

三、康复治疗

（1）近期目标:不同的损伤和损伤程度其近期康复目标不尽相同,主要是提高肌肉力量,改善关节活动度,预防并发症及建立代偿和替代途径。

（2）远期目标:使患者回归社会,进行创造性生活。

(一)物理治疗

1.物理因子治疗

对于瘫痪的肢体可以选择低频电疗法改善肌肉状况;还可以选择气压泵治

疗预防肢体深静脉血栓的形成。

2.运动治疗

康复训练能提高患者运动功能,减少并发症的发生。主要有肌肉牵张、上下肢肌力训练、坐位训练、站立训练、轮椅训练、步行训练等。

(二)作业治疗

脊髓损伤患者依据脊髓损伤的平面和程度不同,通常需各种支具或特殊的装置才能完成日常生活活动。作业治疗主要包括功能性作业、ADL作业、使用合适的辅助装置及家庭环境改造。治疗师还可以根据患者肢体功能状况,因地制宜,发挥患者特长,引导并教授一些简单手工制作,为回归社会重新生活奠定基础。

(三)康复辅具

脊髓损伤患者依据脊髓损伤的平面和程度不同,所需要的辅助器具也不相同。一般情况下,四肢瘫患者主要应用上肢支具、ADL自助具和轻型轮椅;截瘫患者主要应用下肢支具、助行器和标准轮椅。不同水平横贯性脊髓损伤所需辅助器械见表5-3。

表 5-3 不同水平横贯性脊髓损伤所需辅助器械

器械	C_4	C_5	C_6	$C_{7\sim8}$	$T_{1\sim10}$	$T_{11\sim12}$	$L_{1\sim3}$	$L_{4\sim5}$
电动轮椅	+	+	+					
轻型轮椅		±	+	+				
标准轮椅					±	+	+	+
上肢夹板	+	+	+					
ADL 自助具	+	+	+	+				
轮椅用滑板		+	+	±				
助步器							+	+
腋拐					+	+	+	
AFO 支具							+	+
KAFO 支具					+	+	+	

(四)心理治疗

对于脊髓损伤患者出现抑郁症等心理疾病,可以通过个别和集体、家庭、行为等多种方法进行心理疏导与心理支持。

(五)药物治疗

目前被认可的药物主要是甲泼尼龙,用药时间多选择在受伤后 8 小时内;神经节苷脂对神经元的发育和分化起主要作用,可以分阶段按疗程用药。

第四节　帕金森病

帕金森病(Parkinson′s disease,PD)又名震颤麻痹,是一种常见的神经系统变性疾病。临床上以静止性震颤、运动迟缓、肌强直和姿势平衡障碍为主要特征。近年来人们越来越多地注意到嗅觉减退、抑郁、便秘、疼痛、视幻觉和睡眠障碍等非运动症状,对患者生活质量的影响甚至超过运动症状。PD多见于中老年人,我国 65 岁以上人群总体患病率约为 1.7%,男性稍高于女性,患病率随年龄增加而升高。

一、康复评定

(一)功能评定

1.感觉功能评定

部分 PD 患者后期会出现疼痛,一般采用视觉模拟评分法评定。

2.运动功能评定

对受累关节的活动度、肌力及肌张力等进行评定。

3.平衡与协调功能评定

具体方法参见本书相关内容。

4.步态分析

具体方法参见本书相关内容。

5.吞咽功能障碍评定

具体方法参见本书相关内容。

6.构音障碍评定

包括构音器官检查和构音检查两部分。

7.认知功能评定

具体方法参见本书相关内容。

8.心理功能评定

由于 PD 患者存在明显的运动障碍及非运动症状,易产生焦虑、抑郁情绪,应积极进行心理功能评定。

(二)结构评定

目前提出 PD 两大病理特征为:一是黑质多巴胺能神经元及其他含色素的神经元大量丢失,尤其是黑质致密区多巴胺能神经元丢失最严重;二是在残留的神经元胞质内出现嗜酸性包涵体,即路易小体。一般的辅助检查多无异常改变。可选择头颅 MRI 检查等方法明确结构异常的具体情况。

(三)活动评定

具体方法参见本书相关内容。

(四)参与评定

主要评定近 1～3 个月的社会活动现状、职业、学习能力、社会交往、休闲娱乐及生存质量等。

(五)其他综合评定

统一帕金森病评定量表(unified Parkinson's disease rating scale,UPDRS)内容包括:Ⅰ精神行为和情绪,Ⅱ日常生活活动,Ⅲ运动检查,Ⅳ治疗的并发症,Ⅴ改良 Hoehn-Yahr 分级量表,Ⅵ Schwab& 英格兰日常生活活动量表。评分越高说明功能障碍程度越重,反之较轻。

二、康复诊断

本病临床主要功能障碍表现为以下 4 个方面。

(一)功能障碍

1.运动功能障碍
主要表现为强直、少动、震颤、姿势反应障碍。

2.平衡功能障碍
主要表现为慌张步态、易跌倒。

3.吞咽功能障碍
在口腔准备期、口腔期、咽期、食管期均可出现障碍。

4.构音功能障碍
属于运动过弱型构音障碍。

5.脑高级功能障碍

主要表现为记忆力、注意力、知觉不同程度降低,信息处理过程能力低下。

6.心理功能障碍

主要表现为焦虑、抑郁情绪,后期可出现精神病性症状如幻觉。

(二)结构异常

血-脑脊液常规检查均无异常,脑脊液中的高香草酸(HVA)含量可降低。头颅 CT 一般正常,MRI 可见黑质变薄或消失,1/3 病例 T_1 加权像可见脑室周围室管膜 T_1 区帽状影像。嗅觉测试可发现早期患者的嗅觉减退。以 ^{18}F-多巴作示踪剂行多巴摄取功能 PET 显像可显示多巴胺递质合成减少。

(三)活动受限

1.基础性日常生活活动能力受限

主要表现为吃饭、如厕、穿衣、洗澡、家务及修饰等活动受到不同程度限制。

2.工具性日常生活能力受限

准备食物、购物、交通工具使用等不同程度受限。

(四)参与受限

(1)生存质量下降。

(2)社会交往受限。

(3)休闲娱乐受限。

(4)职业受限:随病情进展程度不同,对其所在职业产生影响,使其不得不换岗或离岗。

三、康复治疗

近期目标:保持主、被动关节活动度,加强重心转移和平衡反应能力,增强姿势稳定性和运动灵活性,促进运动协调功能,提高运动耐力,改善基础性和工具性日常生活活动能力,提高生活质量。

远期目标:预防和减少继发性损伤,维持 ADL 能力,改善社会参与能力,提高生命质量。

(一)物理治疗

1.物理因子治疗

物理治疗具有缓解肌强直,改善局部血液循环,促进肢体肌力和功能恢复的作用,包括水疗、热疗、冷疗、离子导入治疗、神经肌肉电刺激治疗、肌电生物反馈治疗等。

2.非侵入性脑刺激治疗

重复经颅磁刺激(rTMS)高频刺激 PD 患者 M1 区或前额叶背外侧区可促进多巴胺释放,改善运动症状。

3.运动治疗

主要针对四大运动障碍即震颤、肌强直、运动迟缓和姿势与平衡障碍的康复,以及对肌萎缩、骨质疏松、心肺功能下降、驼背、周围循环障碍、压疮、直立性低血压等继发性功能障碍的预防。

(1)训练原则:抑制异常运动模式,主动地参与治疗,充分利用视、听反馈,避免疲劳、抗阻运动。

(2)训练内容:包括松弛训练、关节活动度训练、平衡训练、姿势训练、往复训练、步态训练、面肌训练、呼吸功能训练等。

(3)维持治疗:医疗体操是有益的,包括面肌体操、头颈部体操、肩部体操、躯干体操、上肢体操、手指体操、下肢体操、步伐体操、床上体操、呼吸体操等。

(二)作业治疗

1.日常生活活动能力训练

早期可以实施:①进食穿衣,②如厕,③脱衣服,④修饰,⑤移动和转移(包括:坐-起转移、床上转移、上下楼梯)。后期随病情发展,应最大限度地维持原有的功能和活动能力,加强日常活动的监督和安全性防护,提供简单、容易操作、省力的方法完成各种活动。

2.认知功能训练

以提高记忆力、注意力、知觉能力为主。

3.环境改造

对居住场所进行相应的无障碍设计和改造,防止跌倒。

(三)吞咽功能障碍训练

治疗方法包括吞咽协调性的训练、舌控训练、K 点刺激、Mendeisohn 训练、低频电刺激、tDCS 治疗等。

(四)构音障碍训练

PD 患者属于运动过弱型构音障碍,主要表现为音量降低、语调衰减、单音调、音质变化、语速慢、难以控制的重复、模糊发音。治疗方法包括面肌训练,呼吸功能训练,舌控训练等。

(五)心理治疗

通过访谈及问卷筛查,对一般心理问题患者,要进行心理疏导与心理支持治疗。对具有明显焦虑、抑郁情绪的严重心理问题以及出现幻觉等精神病性症状患者,要及时请心理卫生中心会诊,协助诊疗。

(六)药物治疗

药物治疗是 PD 最主要的治疗手段,主要包括保护性治疗延缓疾病的发展和症状性治疗改善患者症状,前者可以选择单胺氧化酶 B 型抑制剂(MAO-B),如司来吉兰,后者可以选择非麦角类 DR 激动剂(如普拉克索)、复方左旋多巴、金刚烷胺、苯海索等联合用药。对于严重精神障碍患者,经调整抗帕金森病药物无效者,可酌情加用非经典抗精神病药(如氯氮平、奥氮平等)。

第五节　面神经病损

面神经病损最典型的疾病是面神经炎。面神经炎又称面神经麻痹、贝尔麻痹,是指由茎乳孔以上面神经管内段面神经急性非化脓性炎症引起的周围性面神经麻痹。临床上通常为急性起病,表现为一侧面部表情肌瘫痪,在几小时内达到高峰。患侧前额皱纹变浅或消失,眼裂扩大,鼻唇沟平坦,口角下垂,露齿时口角歪向健侧。患侧不能作皱额、闭目、鼓气和噘嘴等动作。闭目时,可露出角膜下缘的巩膜(称为贝尔征),常有眼泪外溢。进食时可见患侧眼泪流下(称为鳄泪征),或出现颞部皮肤潮红、局部发热、出汗等现象。有的患者可出现患侧舌前2/3味觉障碍、听觉过敏、患侧乳突部疼痛、耳郭和外耳道感觉迟钝并可出现疱疹,以及患侧眼液分泌减少和面部出汗障碍。

一、康复评定

(一)功能评定

1.言语功能评定

通过朗读字、句子和会话来观察患者发音是否准确,是否因为面部肌肉瘫痪影响发声。

2.吞咽功能评定

通过观察患者进食时的咀嚼情况、是否有食物残渣留于患侧的齿颊间隙内、是否有口水从患侧淌下等情况了解患者吞咽功能。

(二)结构评定

1.专科检查

(1)额的检查：观察额部皮肤皱纹是否对称、变浅或消失，眉目外侧是否对称、下垂；抬眉时检查额枕肌额腹运动功能；皱眉时检查皱眉肌是否能运动，两侧眉运动幅度是否一致。

(2)眼的检查：观察眼裂大小，两侧是否对称、变小或变大，上眼睑是否下垂，下眼睑是否外翻，眼睑是否抽搐、肿胀，眼结膜是否充血、溃疡，是否有流泪、干涩、酸、胀症状；进行闭眼运动时，注意患侧口角有无提口角运动，患侧能否闭严及闭合程度。

(3)鼻的检查：观察鼻唇沟是否变浅、消失或加深；耸鼻运动时，观察压鼻肌是否有皱纹，两侧上唇运动幅度是否相同。

(4)面颊部检查：观察面颊部是否对称、平坦、增厚或抽搐；面部是否感觉发紧、僵硬、麻木或萎缩。

(5)口的检查：观察口角是否对称、下垂、上提或抽搐，口唇是否肿胀，人中是否偏斜；示齿运动时，注意观察两侧口角运动幅度，口裂是否变形，上下牙齿暴露的数目及高度；噘嘴运动时，注意观察口角两侧至人中的距离是否相同，噘嘴的形状是否对称；鼓腮运动时，主要检查口轮匝肌运动功能，观察两侧腮鼓是否对称，口角有否漏气。

(6)茎乳突检查：观察茎乳突是否疼痛或压痛。

(7)耳的检查：观察是否有耳鸣、耳闷、听力下降，耳部有无疱疹。

(8)舌的检查：检查舌前2/3味觉减退或消失。

2.电诊断检查

根据病情可酌情于发病后2周开始行电诊断检查，包括强度-时间曲线检查、面神经传导检查等。

3.面神经瘫痪严重程度分级

通常应用House-Brackmann面神经瘫痪严重程度分级来评价面神经受损程度(表5-4)。

表 5-4　House-Brackmann **面神经瘫痪严重程度分级**

级别	类别	临床特征
Ⅰ级	正常	所有面部功能正常
Ⅱ级	轻度功能障碍	大体观察:眼睑闭合检查时轻度无力;可有非常轻微的连带运动;静止状态:面部对称,张力正常;运动状态:额部功能中度至良好;眼部-轻度用力可完全闭合;嘴部-轻度不对称
Ⅲ级	中度功能障碍	大体观察:面部两侧有明显差异但不影响外观,明显可见但不严重的连带运动,痉挛,和(或)半侧面肌痉挛;静止状态:面部对称,张力正常;运动状态:额部轻度至中度运动;眼部-用力可完全闭合眼睑;嘴部-用最大力仍有轻度无力
Ⅳ级	中-重度功能障碍	大体观察:明显的无力和(或)影响外观的不对称;静止状态:面部对称,张力正常;运动状态:额部-无运动;眼部-闭合不完全;嘴部-用最大力仍有不对称
Ⅴ级	重度功能障碍	大体观察:只有非常轻微的可察觉的运动;静止状态:不对称;运动状态:额部-无运动;眼部-闭合不完全;嘴部-仅有轻度运动
Ⅵ级	完全无功能	无运动

(三)活动评定

面神经病损导致面肌瘫痪,主要影响与言语、吞咽有关的日常生活活动,如交流、进食等,因此需要针对此方面进行评定。

(四)参与评定

面神经炎导致面肌瘫痪及其负性心理情绪可影响患者职业、社会交往及休闲娱乐,因而必然降低患者生活质量。

二、康复诊断

本病临床主要功能障碍/康复问题表现为以下 4 个方面。

(一)功能障碍

1.感觉功能障碍

鼓索以上的面神经病变出现同侧舌前 2/3 味觉丧失;发出镫骨肌支以上受损时出现同侧舌前 2/3 味觉丧失和听觉过敏;膝状神经节病变除有舌前 2/3 味觉障碍和听觉过敏外,还可有患侧乳突部疼痛、耳郭和外耳道感觉减退;少数病例病侧的三叉神经分布区(1 支或多支)有感觉过敏。

2.运动功能障碍

表现为病侧额纹变浅或消失，不能皱额和蹙眉；眼轮匝肌麻痹，眼裂变大，令其闭眼时眼裂不能闭合，眼球向上外方能转动，露出白色巩膜，称为贝尔(Bell)现象。由于口轮匝肌和面颊肌麻痹，病侧鼻唇沟变浅，口角下垂，示齿时口角歪向健侧，鼓腮漏气，漱口漏水，吹口哨不能，咀嚼时食物常滞留于齿颊之间。

3.腺体分泌功能障碍

岩浅大神经病变是同侧泪腺分泌减少，角膜干燥；鼓索神经病变时唾液分泌减少；少数患者还可出现患侧面部出汗障碍。

4.心理障碍

主要表现为紧张、焦虑、恐惧情绪。

(二)结构异常

由于骨性面神经管仅能容纳面神经通过，面神经一旦发生炎性水肿，必然导致面神经受压。面神经早期病理改变为神经水肿和脱髓鞘，严重者可出现轴索变性。

(三)活动受限

面神经病损导致面肌瘫痪，主要引起言语、吞咽等活动受限。

(四)参与受限

1.职业受限

对个别职业，可能因为面神经瘫痪长时间不能恢复，而丧失原来的工作，需要再就业等。

2.社会交往受限

面神经病损患者常常影响其社会交往，如约会、探亲访友等。

3.休闲娱乐受限

面神经病损患者常常因为面部瘫痪、情绪低落等影响其外出旅行、体育活动、阅读等休闲娱乐活动。

4.生活质量下降

面神经病损患者因为疼痛、功能障碍及参与受限等常常导致其生活质量下降。

三、康复治疗

近期目标：防止面神经进一步损害，减轻可能出现的疼痛，改善面瘫症状，保持情绪稳定,提高生活质量。

远期目标:预防疾病再发,恢复工作,回归社会,提高生活质量。

(一)物理治疗

1.物理因子治疗

物理治疗具有缓解局部炎性水肿、改善局部血液循环、消炎止痛、促进神经功能恢复等作用,包括超短波治疗、He-Ne 激光或半导体激光、毫米波疗法、中频脉冲电刺激治疗、低频脉冲电刺激治疗、局部冰刺激、热敷、红外线治疗等。

2.运动治疗

患侧面肌活动开始恢复时应尽早进行功能训练,由康复治疗师辅助患者训练皱眉、举额、闭眼、露齿、鼓腮、吹口哨等面部动作,并嘱患者对着镜子训练,每天数次,每次数分钟,可辅以面部按摩。

(二)作业治疗

口面部肌肉的主动运动主要包括与咀嚼和吞咽有关的日常生活活动内容。

(三)言语吞咽治疗

面神经病损导致的言语吞咽障碍主要表现在口面部肌肉瘫痪及舌的感觉障碍导致的构音及吞咽障碍,如闭唇鼓腮漏气、谈话时患侧流涎、唇动作减弱或过度等,可进行针对性的训练。

(四)药物治疗

急性期可选用消炎、抗病毒、脱水药,如 20% 甘露醇 250 mL 静脉滴注每天 1 次;阿昔洛韦 5 mg/kg 口服每天 3～4 次;泼尼松 20 mg,每天 3 次,连续应用 5 天后减量,每天递减 10 mg 至停药;之后改用非甾体抗炎药,如布洛芬 0.3 g 口服,每天 2 次等,以消除面神经水肿,减轻面神经周围炎症反应;神经营养药如维生素 B_1 10 mg 口服,每天 3 次,维生素 B_{12} 0.1 mg 肌内注射,每天1次,或甲钴胺 0.5 mg 口服,每天 3 次,使用 4～8 周;可酌情使用血管扩张药如地巴唑等以改善面神经及周围组织血液循环;神经生长因子促进受损神经修复。

(五)心理治疗

对有焦虑抑郁情绪的患者,要进行心理疏导与心理支持,对形成心理疾病的患者要及时请相关学科会诊。

(六)手术治疗

对于功能恢复差的患者,若病后 2 年还留有明显后遗症,可考虑整容术,如面-舌下神经吻合术、面-副神经吻合术等。后遗有面肌痉挛者,可用肉毒素局部注射治疗。

第六节　周围神经病损

周围神经是指嗅、视神经以外的脑神经和脊神经、自主神经及其神经节。周围神经多为混合性神经,含有感觉纤维、运动纤维及自主神经纤维。

常见的周围神经病损有臂丛神经损伤、桡神经损伤、正中神经损伤、尺神经损伤、坐骨神经损伤、腓总神经损伤、腕管综合征、糖尿病性周围神经病、吉兰-巴雷综合征、三叉神经痛、特发性面神经麻痹(又称 Bell 麻痹)、肋间神经痛、坐骨神经痛等。

一、康复评定

(一)功能评定

1.运动功能评定

(1)肌力评定。

(2)关节活动范围测定。

2.感觉功能评定

具体方法参见本书相关内容。

3.反射检查

反射检查需患者充分合作,并进行双侧对比检查,常用的反射检查有肱二头肌反射、肱三头肌反射、桡骨骨膜反射、膝反射、踝反射等。

4.自主神经检查

常用发汗试验。

5.步态分析

下肢周围神经病损患者常常有步态异常。

6.心理功能评定

具体方法参见本书相关内容。

(二)结构评定

1.神经损伤

周围神经病损诊断与评估的金标准是肌电诊断检查。高质量的肌电诊断检查可以提供周围神经损伤的性质、范围、严重程度等各项参数,从而协助选择适当的治疗方法,并且可以作为客观检测恢复程度的工具。所以电诊断检查的训练与实施,是周围神经病损康复中的重要项目。

2.关节挛缩

神经受伤后关节数天不动即会开始粘连,久之则造成挛缩,影响后续功能恢复。

3.患肢外观及周径的测量

肌肉有无肿胀或萎缩、肢体有无畸形、步态和姿势有无异常;测量患肢周径。

(三)活动评定

具体方法参见本书相关内容。

(四)参与评定

具体方法参见本书相关内容。

二、康复诊断

(一)功能障碍

1.感觉功能障碍

表现为感觉缺失、感觉减退、感觉过敏等。

2.运动功能障碍

表现为肌力下降、关节活动范围受限。

3.自主神经功能障碍

表现为皮肤发红或发绀,皮温低,无汗、少汗或多汗,指(趾)甲粗糙变脆等。

4.步行功能障碍

下肢周围神经病损患者常常有步态异常。

5.心理功能障碍

主要表现为焦虑、抑郁情绪。

(二)结构异常

(1)神经损伤。

(2)关节挛缩。

（3）肌肉萎缩。

（三）活动受限

周围神经病损导致与受累神经相关的日常生活活动不同程度受限，主要表现为行走、上下楼梯、个人护理、准备食物、家居卫生、家居维修、购物、交通工具使用等受到不同程度限制。

（四）参与受限

（1）职业受限。

（2）社会交往受限。

（3）休闲娱乐受限。

（4）生存质量下降。

三、康复治疗

近期目标：防治各种并发症（炎症、水肿等），促进受损神经再生，以促进运动功能和感觉功能的恢复，防止肢体发生挛缩畸形，改善基础性日常生活能力、改善工具性日常生活能力、提高生活质量。

远期目标：恢复工作，回归社会，提高生活质量，改善社会参与能力。

（一）物理治疗

1.物理因子治疗

如合并外伤，选择适当的物理因子如紫外线等进行治疗，促进伤口愈合。早期应用超短波、激光、红外线等温热疗法，有利于改善局部血液循环，促进水肿、炎症吸收，促进神经再生。针对神经性疼痛，可应用经皮神经电刺激（TENS）缓解疼痛。完全失神经的肌肉可用直流电刺激来减缓肌肉萎缩及纤维化；部分受损但仍有神经支配者则可用神经肌肉电刺激或者是功能性电刺激来增进神经肌肉控制与功能。

2.运动疗法

受累肢体出现肿胀时可采用抬高患肢、弹力绷带包扎、做轻柔的向心性按摩与受累肢体的被动活动、冰敷、淋巴引流等措施。周围神经损伤造成的肌肉无力可采用肌力训练，主动肌肉的收缩运动是帮助肌力恢复最有效的方法，也可以帮助患者重新整合神经肌肉的协调模式，达到功能性的要求，同时进行速度、耐力、灵敏度、协调性与平衡性的专门训练。针对关节挛缩可行体位摆放、被动关节运动、关节松动术等进行处理。对于肌肉无力的病患，在执行关节活动或照顾移位时要注意勿过度拉扯,以免造成神经或肌腱的二次伤害。

3.感觉训练

先进行触觉训练,选用软物(如橡皮擦)摩擦手指掌侧皮肤,然后是振动觉训练。后期训练涉及对多种物体大小、形状、质地和材料的鉴别,可将一系列不同大小、不同形状、不同质地、不同材料制成的物体放在布袋中让患者用手触摸辨认,如钥匙、螺钉、回形针、扣子、硬币、橡皮块等。训练原则是由大物体到小物体,由简单物体到复杂物体,由粗糙质地到纤细质地,由单一类物体到混合物体。同时还要进行本体感觉训练,如运动疗法、平衡训练、生物反馈、神经肌肉促通技术(PNF)等。

(二)作业治疗

在进行肌力训练时应注意结合功能性活动和日常生活活动性训练,如上肢练习洗脸、梳头、穿衣、伸手取物等动作,进行木工、编织、泥塑、打字、修配仪器、套圈、拧螺丝等操作;下肢练习踏自行车、踢球动作、踏自行车、缝纫机等。治疗中不断增加训练的难度和时间,以增强身体的灵活性和耐力。

(三)康复辅具

神经损伤后,肌力甚弱或者完全消失,造成肢体不能保持于功能位,可使用器械矫治。例如,上肢腕、手指可使用夹板固定(图 5-3),胸长神经损伤致前锯肌麻痹时,使用肩胛固定架;足部肌力不平衡所致足内翻、足外翻、足下垂,可用下肢短矫形器;大腿肌群无力致膝关节支撑不稳,小腿内翻、屈曲挛缩,可用下肢长矫形器。矫形器应用于周围神经病损中可预防、矫正挛缩畸形;动力性矫形器可帮助瘫痪肢体完成某些功能性活动;下肢的某些矫形器还有承重作用。应根据患者的具体情况选择合适的矫形器。注意矫形器重量宜轻,尺寸要合适,避免对感觉丧失部位的压迫。

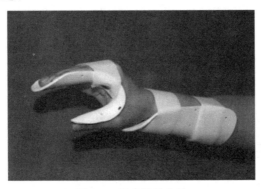

图 5-3　手功能位支具

(四)心理治疗

具体内容参见本书相关内容。

(五)药物治疗

神经营养药如维生素 B_1 10 mg 口服,每天 3 次,维生素 B_{12} 0.1 mg 肌内注射,每天 1 次,或维生素 B_{12} 0.5 mg 口服,每天 3 次,使用 4~8 周;神经生长因子如注射用鼠神经生长因子 30 μg 肌内注射,每天一次,促进受损神经修复。

(六)手术治疗

需考虑手术治疗的状况包括以下几种。

(1)证实神经截断或经过肌电诊断学检查发现有完全的去神经变化。

(2)较严重的部分轴突截断后保守治疗 3~6 个月没有明显的功能恢复现象。

(3)需要使用一些代偿性的手术来增进功能或外观。

第七节 脑 性 瘫 痪

脑性瘫痪(简称脑瘫)是一组持续存在的中枢性运动和姿势发育障碍、活动受限综合征,这种综合征是由于发育中的胎儿或婴幼儿脑部非进行性损伤所致。脑瘫的运动障碍常伴有感觉、知觉、认知、交流和行为障碍,以及癫痫和继发性肌肉、骨骼问题。脑瘫的发病与母亲妊娠、分娩过程以及生后疾病等多个环节的高危因素有关,多年来世界范围脑瘫发病率和患病率没有明显下降趋势。临床分为痉挛型四肢瘫、痉挛型双瘫、痉挛型偏瘫、不随意运动型、共济失调型、混合型。

一、康复评定

(一)功能评定

1.心理功能评定

其包括智力功能评定和气质、人格功能评定。中国比内测验、韦氏智力量表、贝利婴幼儿发展量表用于脑瘫儿童的智力评定;睡眠障碍评定量表可应用于存在睡眠障碍的脑瘫儿童;少儿气质、性格量表可应用于脑瘫儿童气质、性格的评定。

2.感觉功能和疼痛评定

(1)感觉功能评定:具体方法参见本书相关内容。

(2)视觉感觉功能评定:主要使用儿童神经系统检查方法、视觉诱发电位以及眼科检查等方法进行评定。

(3)辅助感觉功能评定:主要使用儿童感觉统合发展评定量表、儿童神经系统检查方法进行评定。

(4)痛觉评定:可使用儿童疼痛行为量表和儿童神经系统检查方法进行评定。

3.运动功能评定

(1)运动发育评估:脑瘫患儿的运动功能评估要充分考虑到小儿神经发育的因素,客观地对处于某年龄段的患儿运动功能进行评估。常用量表:Peabody运动发育量表(PDMS)、精细运动功能评估量表(FMFM)、贝利婴儿发育量表(BSID)、中国儿童发展中心婴幼儿发育量表(CDCC)、阿尔伯塔婴儿动作量表(AIMS)、运动年龄评价(MAT)、全身运动质量评估(GMs)。

(2)肌力、肌张力评定:脑瘫患儿往往伴有肌力、肌张力的改变,准确的肌张力、肌力评定有助于脑瘫患儿的诊疗。肌力的评定有徒手肌力检查分级法、器械肌力评定;肌张力的评定包括被动检查、伸展检查、肌肉硬度检查。痉挛程度:Ashworth量表、综合痉挛量表。肌耐力功能评定:运动学肌肉疲劳度测定、负重抗阻强度测定、动作重复次数测定。

(3)神经反射评估:小儿神经反射评定包括脊髓脑桥水平的原始反射,中脑视丘水平的立直反射和大脑皮质水平的平衡反应。评估这些神经反射可正确评价脑瘫患儿神经系统发育水平,区别脑瘫临床类型。①原始反射评估:拥抱反射、吸吮反射、觅食反射、抓握反射、紧张性颈反射、前庭脊髓反射、磁石反射、交叉伸展反射、耻骨上伸展反射、自动步行反射、跨步反射、逃避反射、巴宾斯基反射、手指伸展反射、小鱼际皮肤反射、侧弯反射、阳性支持反射、伸肌突张、联合反射、上肢移位反射、日光反射、足把握反射、跟骨反射、手跟反射等。②立直反射评估:颈立直反射、躯干立直反射、迷路立直反射、视性立直反射、降落伞反射。③平衡反应评估:倾斜反应、坐位平衡反应、立位平衡反应等。

(4)随意运动评估:脑瘫患儿关于随意运动的评估主要有坐位平衡、立位平衡的评估及感觉统合功能评估。

(5)不随意运动评估:包括肌肉的不随意收缩,如震颤、抽搐、无意识举止、刻板运动、运动持续、舞蹈症、手足徐动症、声带抽搐、张力障碍性运动和运动障碍的损伤。

(6)协调功能评定:包括观察法和协调性试验(平衡协调试验、非平衡协调试验)。

(7)步态功能评估:视觉步态分析、步行能力测试(10 m 步行速度测试,6 分钟步行距离测试)、足底压力测定、计算机步态分析系统。

(8)与肌肉和运动功能有关的感觉功能:儿童神经系统检查方法可以评定与肌肉或肌群运动相关的感觉功能,包括肌肉僵硬的感觉和肌肉痉挛的感觉。

(9)关节和骨骼功能评定:包括关节活动范围评定、关节稳定功能评定、关节稳定性评定、髋关节脱位评定、髋关节脱位预测、骨骼活动功能评定。

4.言语功能评定

常用的量表有中国康复研究中心制订的构音障碍评定、儿童语言发育迟缓评价法 S-S 评估、汉语沟通量表。

(二)结构评定

现代检查手段,如 MRI、CT 等,可以有效了解患儿颅内的结构变化,X 线检查常用于了解患儿四肢骨骼、脊柱、关节的骨质形态结构有无畸形、脱位等异常情况。准确地评价患儿身体结构,可为康复治疗提供参考。

(三)活动评定

1.日常生活能力的评估

目前多采用 Barthel 指数,可以较全面地反映脑瘫患儿在日常生活环境中的功能表现。

2.粗大运动功能分级系统(GMFCS)

主要评价患儿在日常环境中的活动能力,能通过对患儿能力的描述客观地反映脑瘫患儿参与和活动能力的级别。

3.脑瘫儿童手功能分级系统

脑瘫儿童手功能分级系统(MACS)是针对脑瘫患儿在日常生活环境中操作物品的能力进行分级的系统,评定日常活动中的双手参与活动的能力,并非单独评定每一个手的功能,MACS 旨在描述哪一个级别能够更好地反映孩子在家庭、学校和社区环境中的表现。

(四)参与评定

1.能力低下儿童评定量表

能力低下儿童评定量表(evaluation of disability inventory,PEDI)用于评价

能力低下儿童的自理能力、移动能力和社会功能。

2.儿童功能独立检查量表

儿童功能独立检查量表(WeeFIM)具有全面、简明的特点,能测量儿童功能残疾的程度以及看护者对儿童进行辅助的种类和数量,是用来评价残疾儿童在家庭和社会中生活能力的量表。常用的儿童生活质量量表有儿童生存质量调查问卷(PedsQL)、儿童健康问卷(CHQ)、脑瘫儿童生存质量量表(CP-QOL)等。

二、康复诊断

(一)脑性瘫痪早期诊断

1.早期诊断的3个高危因素

(1)家庭因素:家中有遗传性疾病史,神经系统疾病史及近亲结婚的家庭应视为高危因素。

(2)母亲因素:高龄初产、吸毒、接触放射性物质、孕期感染及患各种疾病的孕母所生的孩子应注意定期随访。

(3)新生儿因素:对于窒息、产伤、颅内出血、缺氧缺血性脑病、低出生体重儿、早产儿、多胎儿、高胆红素血症、惊厥、呼吸窘迫综合征、感染、呼吸暂停以及新生儿哺乳困难、肌张力低下、缺乏拥抱反射等原始反射者都应视为高危因素,定期随访,注意其反射、姿势及运动的发育是否异常。

2.早期诊断的线索

(1)具备脑性瘫痪的早期临床表现,常见的有:①护理喂养困难,吸吮、吞咽不协调,常伴有喉鸣声,3个月后俯卧位时头不能抬起。②过分安静或极易激惹,易惊、紧张不自主摇头,肢体颤抖,不易入睡。③智力发育落后,不会笑、不认人、头、手、眼运动不协调,仰卧位时,两手、肘不能伸展拿到前正中方向的物品,母亲抱着手也不能伸展开去取物。④3个月以内的小儿出现反复惊厥,用钙剂及维生素D治疗无效。⑤运动发育明显落后或停滞。有学者认为,发育落后3个月以上者则为异常。在个体发育阶段,有几个关键时期,如3~4个月能控头、7个月会坐、12个月会立、13~14个月会走等,这些即是姿势、运动发育的里程碑。可用于粗略判断小儿运动功能发育是否正常。

(2)主要的体征:①有明显的左右肢体和运动不对称,颈、躯干或四肢存在左右差别。②做蒙脸试验时手抓不下来蒙脸的物品。③不能从仰卧位转向侧卧位。④姿势怪异,呈角弓反张状或舞剑样姿势。⑤运动减少、不协调,可出现吐舌、张口、流涎等怪异表情。⑥肢体僵硬紧张,哭闹或受刺激时加剧,安静入睡时过度松软。⑦做不到手-手、手-足、口-足的协调动作。⑧原始反射(如握持反射、吸吮反射等)消失延迟。⑨肌紧张异常,4～5个月的患儿可以看到肌肉的异常收缩状态,表现为肌紧张的增高、动摇性,以及肌收缩不协调。如俯卧位,头可抬,而上肢的外展运动受限,不能外旋。下肢呈伸展、外展、外旋受限的异常姿势,也有的表现为肌肉松软,肌张力明显低下等。

(二)功能障碍

1.心理功能障碍

表现为智力发育落后、人格障碍、情绪障碍等。

2.感觉功能障碍

表现为视听觉障碍,深浅感觉障碍。骨骼、关节、肌肉等部位疼痛。

3.运动功能障碍

表现为运动发育落后,反射发育异常,肌力及肌张力异常,平衡及协调功能障碍,步态异常,关节活动受限及稳定性异常。

4.言语吞咽功能障碍

表现为语言发育迟缓、构音障碍、吞咽障碍。

(三)结构异常

脑瘫患儿存在头颅 MRI、CT 异常,四肢骨骼、脊柱、关节的骨质形态畸形、脱位等异常情况。

(四)活动受限

主要表现为患儿生活无法自理,基础性日常生活能力受限和工具性日常生活能力受限。

(五)参与受限

1.学习受限

脑瘫患儿常无法正常入学。

2.社会交往受限

不能与陌生人相处,与人交流困难。

3.休闲娱乐受限

因运动功能障碍、语言交流障碍不能参与同龄儿童游戏如唱歌、跳舞,在学校不能参与体育课学习,参与社区活动有困难。

4.生存质量下降

患儿因为功能障碍、生活自理能力困难、活动参与受限,导致生存质量差。

三、康复治疗

(一)物理治疗

1.运动疗法

运动训练是目前临床较为常用的一种治疗手段,主要是针对患儿各类运动障碍以及异常的姿势进行的直接的物理学治疗,以纠正患儿肢体功能,提高运动能力。运动训练尤其强调对患儿下肢运动能力的改善,通过物理性、机械性的训练方法来调动起患儿残存的肢体运动能力,使异常的姿势反射受到抑制,从而激发正常的生理运动功能。主要包括:Bobath 疗法、Vojta 疗法、Rood 疗法、神经肌肉本体感觉促进法、引导式教育治疗法、运动再学习技术、Peabody 粗大运动发育量表介导法、感觉统合训练、Temple Fey、Doman Delacato。

2.物理因子治疗

神经肌肉电刺激、功能性电刺激、肌电生物反馈、超短波电疗、水疗、温热疗法等。

(二)作业疗法

脑瘫的作业治疗是在一定的环境下,以感觉、运动、认知和心理、技巧为基础,针对患儿在自理、游戏、上学 3 个方面的功能表现进行训练,以解决生活、学习及社交中所遇到的困难,取得一定程度的独立性和适应性。其内容包括促进上肢粗大运动功能、促进手精细运动功能、发展进食、穿衣、用厕等日常生活活动技巧,以及支具和辅助工具的制作及生活环境设施、改造床上活动、转移动作、社交与学习能力、使用交通工具能力等。作业治疗常采用游戏、文娱活动、集体活动等形式来促进患儿感觉运动技能的发展。有些活动看起来简单,但要训练脑瘫儿童去完成,往往显得复杂而艰难。在训练中,要充分考虑患儿的年龄、脑瘫的类型、严重性、畸形情况、智力水平、学习意愿、现有的功能情况等因素,制订切实可行的训练计划,按照由易到难、由简到繁、循序渐进、寓训练于娱乐中的原则进行。

(三)言语训练

言语训练注重的是对患儿语言理解能力和表达能力的促进,以提高儿童的整体社交水平为目标。言语训练不单纯是锻炼儿童讲话,而是通过舌部的锻炼、呼吸方法的训练、发音练习、口腔的按摩、咀嚼和吞咽能力的加强等综合提高患儿口腔、发音、心理等功能,从而加强患儿的表达与交流能力。

(四)康复辅具

在小儿脑瘫综合治疗中,在功能训练的基础上,脑瘫儿童适时借助辅助器具和矫形器,以辅助、补救、减轻患儿的功能障碍。矫形器在脑瘫治疗中能保持正确的肢位,维持或增大关节活动范围,增加局部的稳定性,抑制痉挛,预防肢体挛缩变形。辅助器具有前/后助行器、轮椅、站立架、防洒碗、可调夹持柄餐具、常用的矫形器有(踝足矫形器 AFO)等。

(五)手术

手术的目的在于缓解痉挛、矫正变形等。选择性脊神经后根切断术及各种矫形手术等,在脑瘫治疗中有一定效果,但是需要在手术前后配合进行康复训练,切忌盲目夸大。选择性肌皮神经、正中神经部分切断术辅助康复治疗可有效改善儿童脑瘫上肢肘腕痉挛状态,纠正部分挛缩畸形,降低患儿残障程度。

(六)心理治疗

脑瘫患儿由于身体缺陷和周围环境的影响使其心理上有一定的障碍,表现为孤独、自卑感、缺少自信等,所以,在康复训练中尽可能多地提供成功的体验,及时给予表扬和鼓励,用成功的体验来帮助他们树立自信,对他们因能力而造成的失误从不批评,对他们遇到的任何困难都给予极大的关怀和帮助,教师用比父母更多的爱逐渐打开他们封闭的心灵,使他们能接纳他人,愿意与他人交往和游戏,也愿意接受教师施予的康复训练措施,为他们融入社会群体打下基础。

(七)药物治疗

对于年龄较小的脑瘫儿,大脑正处于发育期,可以适当地给一些促进脑组织生长发育的药物。目前临床常用的有促进和改善脑代谢类药物(单唾液酸四己糖神经节苷脂等)、抑制锥体外系药物。对于肌张力很高的痉挛型脑瘫患儿,可以采用口服降低肌张力的药物氯苯胺丁酸(巴氯芬)或肉毒毒素肌内注射,以缓解肌肉痉挛,为康复训练创造有利条件。

第八节　癫　痫

癫痫是一组由大脑神经元异常放电引起的短暂性以大脑功能障碍为特征的

慢性脑部疾病,具有突然发作、反复发生的特点,可以表现为运动、感觉、意识、精神等多方面的功能障碍。国际抗癫痫联盟(International League Against Epilepsy,ILAE)和国际癫痫病友联合会(International Bureau for Epilepsy,IBE)联合提出的癫痫的定义是:至少一次痫性发作;临床发作是由于脑内存在慢性持久性异常所致;伴随有相应的神经生物学、认知、精神心理及行为等多方面的功能障碍。这一定义突出了癫痫慢性脑功能障碍的本质,强调了癫痫所伴随的多种障碍。

一、癫痫的检查和评定方法

(一)神经电(磁)生理检查

1.脑电图(EEG)在癫痫中的应用

EEG 对癫痫诊断的阳性率为 40%~60%,是癫痫最有效的辅助诊断工具,结合多种激发方法,如过度换气、闪光刺激、药物、睡眠等,及特殊电极如蝶骨电极、鼻咽电极,至少可以在 80% 患者中发现异常放电,EEG 表现为棘波、尖波、棘(尖)波综合和其他发作性节律波。发作期和间歇期均可记录到发作波,发作波的检出是诊断癫痫重要的客观指标,对癫痫灶的定位、分型、抗癫痫药物的选择、药物剂量的调整、停药指征、预后判断均有较大的价值。

EEG 可分为头皮 EEG 和深部 EEG,头皮 EEG 定位效果差,深部电极 EEG 定位效果好,因其创伤性患者难以接受,而且安装部位有限,不能反映全脑状况,临床使用受到限制。在我国 EEG 已成为癫痫的常规检查方法。目前,偶极子64导EEG、动态 EEG 和视频 EEG 等可以长时间记录患者在日常活动中EEG,并可记录发作时的录像,与 EEG 进行同步分析,使癫痫的诊断更准确、定位更精确。

2.脑磁图(MEG)在癫痫中的应用

MEG 是一种无创性测定脑电活动的方法,其测量的磁场主要来源于大脑皮质锥体细胞树突产生的突触后电位。在单位脑皮质中,数千个锥体细胞几乎同时产生神经冲动,形成集合电流,产生与电流方向正切的脑磁场。人脑产生的磁场强度极其微弱,在评价神经磁信号时需要极为敏感的测量装置,把极微弱的信号从过多的背景噪音中提取出来。因此,脑磁场测量设备必须具有可靠的磁场屏蔽系统、灵敏的磁场测量装置及信息综合处理系统。其特点有:磁场不受头皮软组织、颅骨等结构的影响;有良好的空间和时间分辨率;对人体无侵害,检测方便。目前 MEG 的传感器允许同时记录多达 300 个通道,对癫痫灶的定位非常准确,但设备和检查费用昂贵。

(二)影像学检查

1.CT、MRI在癫痫中的应用

CT、MRI的临床应用,对癫痫的病因、性质和定位有很大的帮助,明显提高了癫痫病灶的检出率。MRI作为20世纪90年代发展起来的无创性脑功能成像技术,具有良好的时间和空间分辨率,其中功能性磁共振(fMRI)、磁共振频谱仪(MRS)、磁共振弛豫(MRR)等相继应用于癫痫的临床和研究。fMRI可用于癫痫手术治疗前运动、语言记忆功能区的定位。MRS可以在分子水平上无损伤地研究神经系统的活动,可以观察不同类型癫痫的神经代谢特点,测评药物及手术的疗效。

2.正电子发射断层扫描(PET)和单光子发射断层扫描(SPECT)在癫痫中的应用

近年来发展起来的脑功能影像学检查,如PET、SPECT不仅能准确发现病变部位,而且可直接测定局部功能状态,是致痫灶定位的有效方法。

PET是目前癫痫灶定位最精确和直观化的手段之一,可从生化、代谢、血流灌注、功能、化学递质及神经受体等方面对癫痫灶进行显像和定量分析,从而可能为EEG、CT、MRI检查阴性的癫痫患者提供致痫灶的定位诊断。目前临床使用最多的是[18]F-FDG PET。Engel最早发现发作间期致痫灶的局部葡萄糖代谢降低,而发作期原来葡萄糖代谢降低区反而增高,这种发作间期低代谢而发作期高代谢的区域,可确定为致痫灶。[18]F-FDG PET能较敏感地探测到功能性癫痫灶,并予以定位,目前已被公认为癫痫外科术前最佳的无创伤性定位方法。但[18]F-FDG PET的代谢改变区并非均是癫痫灶,与EEG、MRI相结合,相互弥补不足,可大大地提高癫痫的诊断和定位特异性。

SPECT可直接反映脑血流灌注的变化,间接反映全脑代谢功能,不受同位素摄取时间的限制,在癫痫发作间期,病灶呈低血流区,在发作期呈高血流区,使得通过脑血流及脑代谢功能进行痫灶定位成为可能,有研究显示,利用发作期与发作间期减影技术,癫痫定位的效果良好,对癫痫的手术治疗有指导作用。

(三)神经心理学检查

癫痫患者常常合并智能减退、认知障碍和情感、心理异常,临床上常使用各种神经心理量表对患者智力、情感、心理、行为等方面进行评价,根据存在的问题制定出针对性的康复治疗方案。常用的神经心理检查量表有癫痫患者生存质量专用量表(QOLIE-31)、韦氏记忆量表、汉密尔顿抑郁量表、焦虑量表等。

二、治疗

癫痫治疗在近 10 年有了较大的进展,主要体现在:抗癫痫新药在临床越来越多的使用;癫痫外科定位及术前评估的完善和手术治疗;生酮饮食等。

(一)病因治疗

对于病因明确的痫性发作,应针对病因进行治疗,如低血糖症、低血钙症等代谢紊乱者;维生素 B_6 缺乏者;颅内占位性病变;药物导致的痫性发作等。

(二)药物治疗

明确诊断后,正确的抗癫痫药物(AEDs)治疗是控制癫痫发作的首选方案。合理、规范、有规律的 AEDs 治疗,可使近 $60\%\sim70\%$ 得到完全控制且停药后无发作,但有 $20\%\sim30\%$ 的患者经系统、合理的药物治疗无效,称为难治性癫痫。AEDs 需要长期服用,因此,应综合考虑治疗的时机、药物潜在的毒副作用、患者的职业、心理、经济和家庭、社会环境等诸多情况。AEDs 用药的原则:①根据癫痫发作类型及特殊的病因,结合患者的具体情况合理选药(表 5-5);②合理选择用药时机;③坚持单药治疗原则,必要时多药配伍治疗;④适当调整用药剂量,足疗程用药;⑤密切检测药物的毒副作用;⑥缓慢换药,谨慎减量、撤药等。

表 5-5　不同类型癫痫或癫痫综合征的 AEDs 用药选择

发作类型或综合征	首选 AEDs	次选 AEDs
部分性发作(单纯及复杂部分性发作、继发全身强直 阵挛发作)	卡马西平、托吡酯、奥卡西平、丙戊酸、苯巴比妥、扑米酮	苯妥英钠、氯巴占、氯硝西泮、拉莫三嗪、加巴喷丁
全身强直 阵挛发作	丙戊酸、卡马西平、苯妥英钠、苯巴比妥、托吡酯	氯巴占、氯硝西泮、乙酰唑胺、拉莫三嗪
失神发作	乙琥胺、丙戊酸	乙酰唑胺、托吡酯
强直发作	卡马西平、苯巴比妥、丙戊酸	苯妥英钠、氯巴占、氯硝西泮
失张力及非典型失神发作	丙戊酸、氯巴占、氯硝西泮	乙酰唑胺、氯巴占、苯巴比妥、拉莫三嗪
肌阵挛发作	丙戊酸、氯硝西泮、乙琥胺	乙酰唑胺、氯巴占、苯巴比妥、苯妥英钠
婴儿痉挛症	促肾上腺皮质激素、托吡酯、氯硝西泮	氨己烯酸、硝基西泮

我们从最近的癫痫治疗指南可以看到如下新趋势。

(1)下列情况应开始新药治疗:不能从传统抗癫痫治疗中获益;不适合传统

AEDs 治疗的情况,如属于禁忌证范围、与正在服用的药物有相互作用(特别是避孕药等)、明显不能耐受传统抗癫痫治疗、处于准备生育期等。

(2)尽量单药治疗:第一次单药治疗失败,换一种药物仍然采取单药治疗(换药过程应谨慎进行);下列情况下才考虑联合治疗:①先后应用两种药物单药治疗仍没有达到发作消失;②权衡疗效与安全性后,认为患者所受到的利益大于带给他的不利(如不良反应)。

(3)药物治疗应取得疗效与安全性的最佳平衡。

(4)个性化治疗:对于儿童,要考虑对认知功能、语言能力的影响;处于生育年龄的妇女,尽量选择新药治疗,考虑与口服避孕药的相互作用、致畸性等;老年人,考虑药物的相互作用和对认知功能的损害。

(5)对患者生活质量和认知功能的影响 1990 年以来,FDA 已陆续批准 8 种新型 AEDs:托吡酯(TPM)、加巴喷丁(GBP)、奥卡西平(OXC)、拉莫三嗪(LTG)、左乙拉西坦(LEV)、噻加宾(TGB)、唑尼沙胺(ZNS)。从新的指南和专家共识中,可以发现:新药已经有明显的趋势进入一线的治疗选择,疗效肯定,安全性好,临床使用经验正在逐步完善;第一、第二甚至第三个药都最好选择单药治疗;应根据患者具体的特点做出个性化的治疗选择;取得药物疗效及安全性的最佳平衡,提高患者的生活质量应是癫痫治疗的最终目标;新一代广谱 AEDs 的疗效和安全性得到临床专家的广泛认可,在美国等国家已作为一线药物的治疗选择之一,更可作为某些特殊患者(生育妇女和老年患者等)的首选用药。

(三)癫痫持续状态的治疗

癫痫持续状态(status epilepticus,SE)是癫痫连续发作之间意识尚未完全恢复又频繁再发;或癫痫发作持续 30 分钟以上不自行停止。癫痫持续状态是内科常见的急症,若不及时治疗可因高热、循环衰竭或神经元兴奋性毒性损伤导致永久性脑损害,致残率和死亡率很高。任何类型的癫痫均可出现癫痫状态,其中全面性强直-阵挛发作状态最常见,危害性也最大。其治疗的目的是:迅速控制抽搐;预防脑水肿、低血糖、酸中毒、过高热、呼吸及循环衰竭等并发症;积极寻找病因。

(1)迅速控制抽搐:可使用地西泮、苯巴比妥钠、10%水合氯醛、副醛等药物。

(2)对症处理:保持呼吸道通畅,吸氧;进行心电、血压、呼吸监护;查找诱发癫痫状态的原因并治疗。

(3)保持水、电解质平衡,甘露醇静脉滴注防治脑水肿。

(4)对于难治性癫痫持续状态:硫喷妥钠及静脉滴注咪哒唑仑有效;也有研

究显示异丙酚开始用于控制难治性癫痫持续状态,其疗效逐渐得到重视,目前还需要进一步利用大样本随机对照试验结果评价其疗效和安全性。

(四)外科治疗

以往对癫痫的手术治疗存在一定的误区,认为任何癫痫患者均可实施手术治疗,癫痫患者手术后可万事大吉,不用再服用任何药物,但事实并非如此。手术治疗主要适用于难治性癫痫。

原则上,癫痫手术的适应证是年龄在12~50岁,AEDs难以控制的癫痫发作,排除精神发育迟缓或精神病,智商在70分以上的癫痫患者。手术方式多种多样,按手术原理可以分为切除癫痫放电病灶;破坏癫痫放电的扩散通路;强化抑制结构3种手术方式,具体手术方式为脑皮质病灶切除术、前颞叶切除术、选择性杏仁核、海马切除术;多处软膜下横纤维切断术(MST);大脑半球切除术;胼胝体切开术;脑立体定向毁损术;电刺激术;伽马刀(γ-刀)治疗术;迷走神经刺激等。手术方式根据癫痫发作的类型和癫痫灶的部位进行选择。外科手术治疗的效果主要取决于病例及手术方式选择是否适当、致痫灶的定位是否准确和致痫灶是否彻底切除。

(五)预防

预防各种已知的致病因素,如产伤、颅脑外伤、颅内感染性疾病等,及时控制婴幼儿期可能导致脑缺氧的情况如抽搐和高热惊厥等,推行优生优育,降低癫痫的发病率。

三、康复

虽然,使用目前的抗癫痫药物能使2/3的患者的癫痫发作得到控制,但这些患者仍然存在着许多与癫痫有关的问题,如抗癫痫药物的不良反应、心理-社交障碍、长期服药常使患者合并智能减退、认知障碍等。其余1/3的患者由于频繁的癫痫发作,需要定期随访以及进行多学科评估以确保康复计划的全面性和为患者个体定制。康复的目标是消除或减少疾病导致的医学和社会的后果。对患者的辅导和教育是一项重要的因素。

长期治疗的精神和经济负担、痫性发作时间的不确定性和行为的失控性、社会的偏见等多方面的压力,使患者常伴有明显的心理和行为异常。以往癫痫治疗多注重控制发作,忽略了患者的自身感受,随着医疗模式的改变,国内外学者已经注意到患者的情感、心理以及家庭和社会环境等方面在癫痫治疗中的重要作用,在正规的抗癫痫药物治疗的同时全面考虑其身体、心理和社会等因素,提高其生存质量,使癫痫患者得到真正的康复。

癫痫的康复涉及医疗、心理、教育、职业、社会等诸多方面,康复原则是除对因、对症治疗外,尽早进行个体化、综合性康复训练,提高患者的生活质量。

(一)体育疗法

通过一定程度的体育训练,可以增强体质,调整各器官间的协调和平衡功能,减少药物的蓄积;增强信心,消除自卑心理,缓解忧愁和抑郁情绪。运动方式、运动量应根据患者病情和身体情况合理安排,避免进行危险的过量的体育活动。

(二)智能减退、认知障碍

癫痫患者常常伴有智力减退、认知功能障碍,是其预后不良的重要因素,其发生机制是多方面的,如痫样放电导致神经元功能紊乱,造成的脑组织持续性损害;癫痫灶的代谢异常;幼年期起病的癫痫造成的脑组织发育障碍;发作期伴发的低氧血症、高碳酸血症、兴奋性神经递质的过度释放,造成的神经元不可逆损害;另外,某些癫痫综合征在慢波睡眠相出现的持续性痫样放电导致的睡眠障碍;某些 AEDs 引起的神经元兴奋性降低,均可影响认知功能。影响癫痫患者认知功能的因素多种多样,如癫痫灶的部位、发病年龄和发作类型、抗癫痫药物的毒副作用、家庭社会因素、患者本人受教育程度等。所以,控制癫痫发作,避免选用对认知功能影响大的抗癫痫药物,控制用药种类,密切监测药物认知损害的不良反应,从而把认知功能损害控制到最小限度。

癫痫患者的认知功能损害表现不一,主要有注意力、推理能力、视觉空间能力、视运动协调能力受损、抽象概括能力、计划判断能力、表达能力的减退和记忆力障碍等,其中以记忆力障碍最常见。对于记忆障碍而言,记忆力全面改善虽然不太可能,但是学习助记术有助于解决最常见的日常记忆问题。在记忆康复计划中,应考虑下列问题:日常生活中认知功能障碍的心理教育疗效的需要、个性和情感反应的影响,以及对记忆问题的个人感受。训练目标必须是定制的、小的尽可能具体的、完全能够满足患者的需要和希望。

应对患者进行单独的、针对性神经心理评定,以确定认知功能康复的范围。认知功能障碍常用的康复方法是通过认知功能评价,针对患者存在的认知缺陷,对患者进行重复训练,通过反复训练建立起自动性行为,训练应注重目的性、趣味性和实用性。避免使用已经缺损的认知功能,使用其他方法帮助患者补偿缺损的认知成分,如对记忆障碍的患者可以使用一些外部存储工具(如工作日程表、笔记等），将复杂事务分解成简单成分，或者通过联想等方式帮助记忆。

(三)心理和精神障碍

适当的体力劳动和脑力劳动对健康是有利的，应当鼓励。

癫痫患者由于家庭、社会、抗癫痫药物的毒副作用等因素常存在异常心理，不仅可以加重躯体疾病，而且导致癫痫患者的行为退化和异常。异常行为和心理常表现为抑郁、恐惧、攻击性、焦虑、逆反等负性情绪；自卑、性格孤僻、社会交往障碍；适应能力差，喜欢固定不变的生活方式；学习障碍、怕困难、缺乏自信、易放弃的退缩行为；对治疗措施产生无望和歪曲的判断，治疗依从性差等。

心理治疗是癫痫治疗过程中重要的治疗方法，全面评定患者存在的心理障碍，针对性地开展心理治疗，减轻患者心理负担，稳定情绪，经过综合训练，提高患者的学习、工作能力和适应性，提高抗挫折和自控能力。目前常用的心理治疗方法有支持性心理治疗、催眠术、松弛训练、生物反馈疗法、森田疗法等。另外，也可短期针对性使用药物治疗，如抗抑郁药物、抗焦虑药等。

(四)提高家庭和社会支持，改善患者的生存质量

癫痫患者应有良好的生活习惯和饮食习惯，避免过饱、疲劳、睡眠不足或情感波动。食物以清淡为主，忌辛辣，最好能戒烟酒。除带有明显危险性的工作（如驾驶、高空作业、游泳等），不宜过分限制。更重要的是解除其精神负担，不要因自卑感而脱离群众；让其树立战胜疾病的信心；医师需要对患者耐心解释，使其对疾病有正确的认识。

癫痫患者往往存在生活、就业、婚姻、与亲友关系不融洽、经济水平偏低等家庭和社会问题。强大的家庭和社会支持是患者正确面对疾病、战胜疾病的基础。随着社会的发展和进步，癫痫患者的生活质量日益为人们重视，生活质量包括发作状态、情感生活、任务与休闲性活动、健康状态、经济状态、家庭关系、社会交往、记忆功能等多个方面。

影响癫痫患者生活质量的因素有患者的智力水平、认知功能、患者受教育水平、家庭和社会的支持等多种因素。家庭康复是癫痫治疗中的重要一环，许多患者需要家庭的看护和照料，让患者的亲友了解癫痫的基本知识，给癫痫患者以足够的关心、理解、尊重和支持，督促患者按时、按规定服用药物，提高药物治疗的依从性，合理安排日常生活，避免不良嗜好的养成，释放负性不良情绪，保持良好心理状态，增强患者的责任感，鼓励患者积极参加有益的社交活动，克服自卑心理，指导患者承担力所能及的社会工作，同时避免危险活动和工作，让患者在自

我实现中体会到自身的价值,从而提高战胜疾病的信心。

社会支持在癫痫患者康复中具有重要的作用。通过立法保护癫痫患者的学习、受教育、婚姻、生育、就业等的合法权益,增加患者的各项福利和医疗保险,改善癫痫患者的经济状况。向全社会进行癫痫科普教育,纠正社会上某些人群对癫痫患者的歧视和错误看法。促进癫痫患者参与社会活动,培养乐观豁达的性格,减少自卑感,提高抗癫痫药物治疗的依从性,减轻疾病的症状,减缓疾病的发展,提高患者的生活质量。

(五)职业康复

在国外,有一些非营利性机构为癫痫患者提供职业康复服务,以培训患者并协助其找到工作。职业康复服务的内容主要包括以下几点。

1.诊断性评估

评估其残疾状况,确定职业需要技能的目前状况。

2.辅导

确定目标,做出选择,确定职业需要培训的技能并提供支持。

3.培训

基本和特殊职业技能,记忆和注意的代偿技巧,工作搜寻策略,面试技巧,工作指导,个人简历书写和合法权利。

4.咨询

在职培训计划和其他支持性工作经历和职业教育。

5.工作安排

在竞争性的工作岗位、在家或支持性的社区就业或有保护的工场。

6.协助

与相关的专业机构进行协助。

参 考 文 献

[1] 黄龙徵.临床中医诊疗与针灸[M].哈尔滨:黑龙江科学技术出版社,2020.

[2] 王少英.临床中医诊疗精粹[M].北京:中国纺织出版社,2020.

[3] 陈序庚.实用临床中医诊疗实践[M].天津:天津科学技术出版社,2020.

[4] 姬琳.现代中医诊疗与选方用药技巧[M].天津:天津科学技术出版社,2020.

[5] 白极,郭新宇,张文征.趣味中医诊法[M].北京:中国医药科学技术出版社,2022.

[6] 张晓阳.中医临床诊疗学[M].长春:吉林科学技术出版社,2020.

[7] 李成君.中医临床诊疗辑要[M].昆明:云南科技出版社,2020.

[8] 李昀泽,李建军,陈红.中医沙盘诊疗学[M].长春:吉林大学出版社,2020.

[9] 田合禄,田蔚.中医运气学解秘[M].北京:中国科学技术出版社,2022.

[10] 何宽其.中医临床带教实录[M].厦门:厦门大学出版社,2022.

[11] 马宁.现代中医内科诊疗进展[M].长春:吉林科学技术出版社,2020.

[12] 杜义斌.当代中医临床诊疗精要[M].天津:天津科学技术出版社,2020.

[13] 李明,王琳.中医临床能力综合实训[M].北京:中国中医药出版社,2022.

[14] 左尚宝.现代中医基础与临床诊疗[M].青岛:中国海洋大学出版社,2020.

[15] 张秀霞.中医内科常见病诊疗学[M].哈尔滨:黑龙江科学技术出版社,2020.

[16] 王洪真.中医临床常见病诊疗精要[M].哈尔滨:黑龙江科学技术出版社,2020.

[17] 郭恒怡.中医实证芳疗全书[M].北京:中国轻工业出版社,2022.

[18] 童光东.新编中医特色专科诊疗学[M].天津:天津科学技术出版社,2020.

[19] 冯宁宁.现代中医系统疾病诊疗学[M].昆明:云南科技出版社,2020.

[20] 徐云生,王玉光.中医临床思维[M].北京:中国中医药出版社,2020.

[21] 荣震,周卓宁.桂派名老中医学术卷[M].北京:中国中医药出版社,2022.

[22] 周建军.中医基础与临床诊治实践[M].南昌:江西科学技术出版社,2020.

[23] 周鸿艳.中医传承史略[M].北京:化学工业出版社,2022.

[24] 蒋相虎.实用中医内科辨证精要[M].哈尔滨:黑龙江科学技术出版社,2020.

[25] 李玉实.中医疾病诊治思路与辨证[M].天津:天津科学技术出版社,2020.

[26] 李慧梅.传统中医针灸推拿与康复[M].天津:天津科学技术出版社,2020.

[27] 董翠兰.疑难病中医诊治与康复[M].成都:四川科学技术出版社,2020.

[28] 尹艳,李全.实用中医健康管理学[M].北京:科学出版社,2022.

[29] 刘世峰.传承中医[M].北京:学苑出版社,2020.

[30] 刘庆.现代临床疾病中医诊断实践[M].天津:天津科学技术出版社,2020.

[31] 杜革术.中医临床诊断与治疗技术[M].西安:陕西科学技术出版社,2022.

[32] 陈伟,王倩.中医危重病学[M].上海:上海科学技术出版社,2022.

[33] 王萍,王多德,杨晓南.中医诊断与医疗[M].北京:中医古籍出版社,2020.

[34] 王玉光,史锁芳.中医内科学[M].北京:人民卫生出版社,2020.

[35] 赵理明,赵小宁,赵培栋.中医古今诊法集萃[M].沈阳:辽宁科学技术出版社,2022.

[36] 廖成荣,刘桥龄.麻黄细辛附子汤在肺系疾病治疗中的应用体会[J].实用中医药杂志,2022,38(2):311-313.

[37] 耿贤华,彭越,彭建中,等.从郁论治肺系疾病[J].国际中医中药杂志,2022,44(7):818-821.

[38] 马慧.附子理中丸汤剂临床新用[J].光明中医,2022,37(2):320-322.

[39] 赵则阔,袁训涛,罗凯,等.基于逆流挽舟法论风药在脾胃系疾病中的应用[J].上海中医药杂志,2022,56(5):33-35.

[40] 戴思佳,徐强,张朝晖.《金匮要略》气血津液理论对糖尿病足的诊治启发[J].内蒙古中医药,2022,41(3):137-138.